Gisèle Cadet Henriquez
Bwat Imaj Edisyon, Haiti

Publication : Bwat Imaj, Decembre 2023
Graphisme, Mise en page : Bwat Imaj
Auteur : Gisele Cadet Henriquez
ISBN : 979-8-9856767-2-3

Sommaire

Prologue   5

Partie I : Notions pour mieux manger   7
    Le menu   9
    Le repas   15
    Balancer un repas   21

Partie II : Astuces pour mieux cuisiner   27
    Commandements de la bonne cuisine   31
    Poids mesures et abréviations   32
    Equivalences des mesures   33-34
    Significations et abréviations   35
    Quelques notions pour reussir vos mets 36-38

Partie III : Mets et recettes   41
    Hors-d'oeuvre   43
    Plat principal   63
    Salades   87
    Céréales et pâtes   99
    Entremets et desserts   115
    Les fruits   135
    Les boissons   145
    Les glaces   159
    Les sauces   165

Glossaire   178
Notes   183
Credits   187

Prologue

Parler de cuisine, c'est parler de santé, de l'immunité, de longévité. C'est tout un enchainement dans lequel la vie se perpétue. Parce que c'est la nourriture qui nous fournit cette immunité et renouvelle notre force : spirituelle, mentale et physique.

L'immunité est ce qui provoque le renouvellement. C'est la disposition intrinsèque qui permet la continuité de la vie. C'est la résistance de l'organisme à une maladie. La nature répond nettement à cette exigence et fournit les plantes, la nourriture dont le corps a besoin. L'énergie vitale est absorbée, le corps est régénère et l'équilibre de la santé est assuré.

D'Haïti, pays du soleil, fournisseur de toutes sortes de fruits, de légumes, de vivres et d'épices, nous vous proposons ce livre de recettes végétariennes, et d'aliments végétaux qui peuvent nourrir et guérir.

A part le plaisir de dresser une belle table, les recettes sont faciles à réaliser. Elles sont bien présentées avec un goût exquis.

Tout est présent : apéritifs, hors d'œuvre, entrée, plat principal, salade, sauce, entremets, desserts, boissons et certaines astuces pour bien cuisiner. Alors savourez et : Bon appétit et bonne santé !

Je vous soumets dix conseils de santé qui vous serviront d'éveil pour votre conscience culinaire. Car science sans conscience n'est ruine de l'âme. C'est votre garantie pour une jeunesse illimitée.

1. Suivre un régime alimentaire correct.
2. Respirer convenablement l'air frais (inspire/expire).
3. Boire suffisamment d'eau.
4. Jouir de la nature.
5. Profiter des rayons du soleil.
6. Pratiquer les exercices et des activités utiles.
7. Respecter le repos.
8. Exercer la maitrise de soi et la sobriété.
9. S'adonner au service désintéressé.
10. Croire en Dieu qui est Le tout.

Gisèle Cadet Henriquez
Haïtienne et mère de famille
Professeur de cuisine et d'Arts ménagers.
Amoureuse d'une bonne cuisine.

Notions pour mieux manger

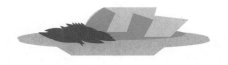

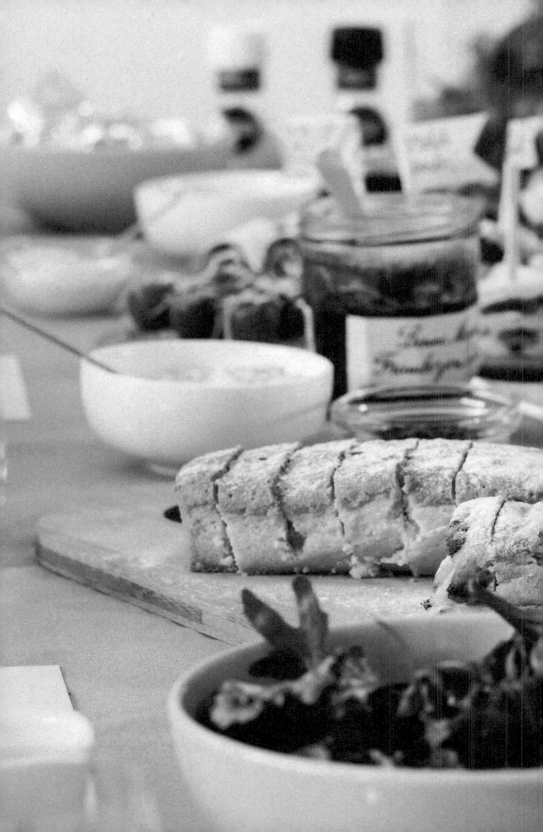

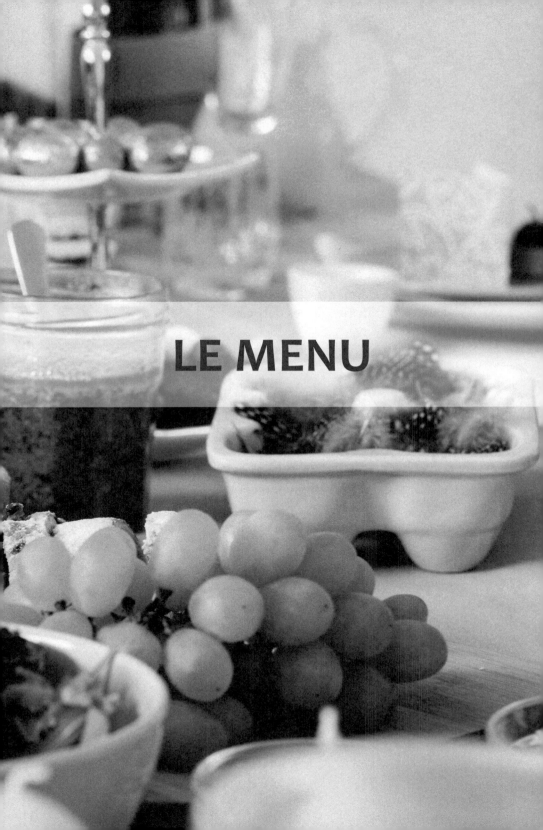

LE MENU

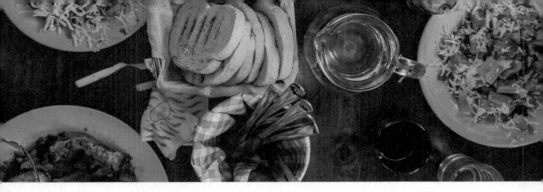

Un menu c'est l'ensemble de mets qui composent le repas. Plusieurs facteurs doivent être pris en compte dans sa préparation :

- L'argent disponible
- Le coût des aliments
- La valeur nutritive de ces derniers
- La saison
- La santé des membres de la famille

COMPOSITION D'UN MENU

Un menu doit comprendre :

1. Des aliments qui éveillent l'appétit et facilite la sécrétion des sucs digestifs. Citons : Potage, hors d'œuvre ou entrée

2. Des aliments complémentaires ou rafraichissants et fournisseurs de vitamines qui facilitent le travail du tube digestif, tels : crudités, légumes secs, fruits, etc.

3. Sept parties principales :
    a. Hors d'œuvre
    b.Plat Principal : Légumes, céréales, Vivres alimentaires, etc.
    c. Salades
    d. Entremets et desserts
    e. Fruits et boissons
    f. Les sauces
    g. La Pâtisserie

EXEMPLES DE MENUS EQUILIBRES

Menu I

Apport Nutritif

Salade dorée	Sels minéraux, Vitamines, cellulose
Viande végétale	Protéines, Féculents, Sels minéraux
Banane	Sels minéraux, Féculents
Sauce	Lipides, Sels minéraux, Eau
Fruits	Vitamines, Sucre

Menu II

Apport Nutriif

Salade de pomme de terre aux œufs	Féculents, Protéines, Sels minéraux
Aubergines gratinées	Vitamines, Lipides
Riz blanc	Féculents
Sauce	Lipides, Eau, Sels minéraux
Pain de patate	Féculents, sucre

❧Suggestion de Menus❧

I

Aubergines Gratinées – Timbale de Macaroni – Pudding Cassave – Salade Russe – Sauce Piquante

II

Acra de Pommes de terre – Noix Gratinées – Bananes – Salade de Tomates – Sauce Veloutée – Gâteau de Fruit à Pain ou l'Arbre Véritable – Orange

III

Galette à la Bonne Femme – Macédoine de Légumes – Salade d'Avocats – Spaghetti au Gratin – Sauce aux Oignons – Gâteau de Carottes – Jus de Corossol

IV

Tranches de Pain gratinés – Pommes de terre Farcies – Viande Végétale – Salade de Carottes – Pudding Dacquois

V

Œufs Farcis chauds ou froids – Riz Gratiné – Ratatouille – Salade Montre Géante – Sauce aux Oignons – Beignets aux Figues – Ananas.

❧∗❧

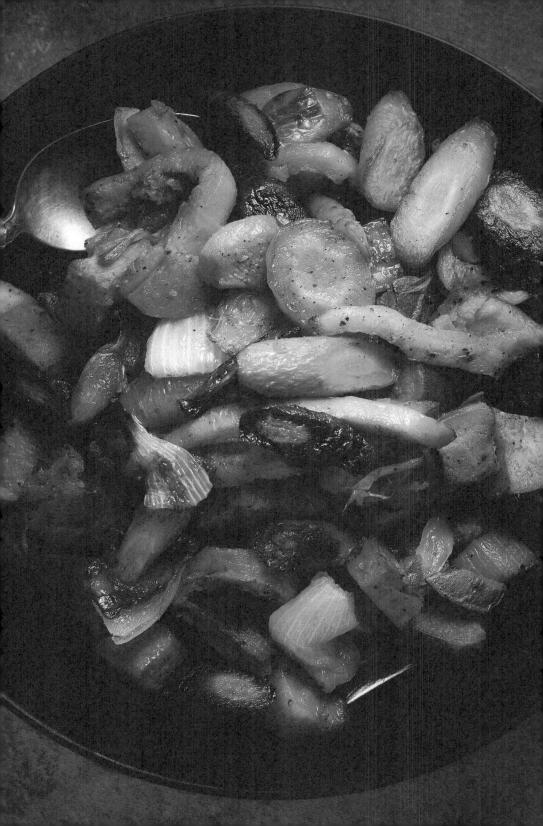

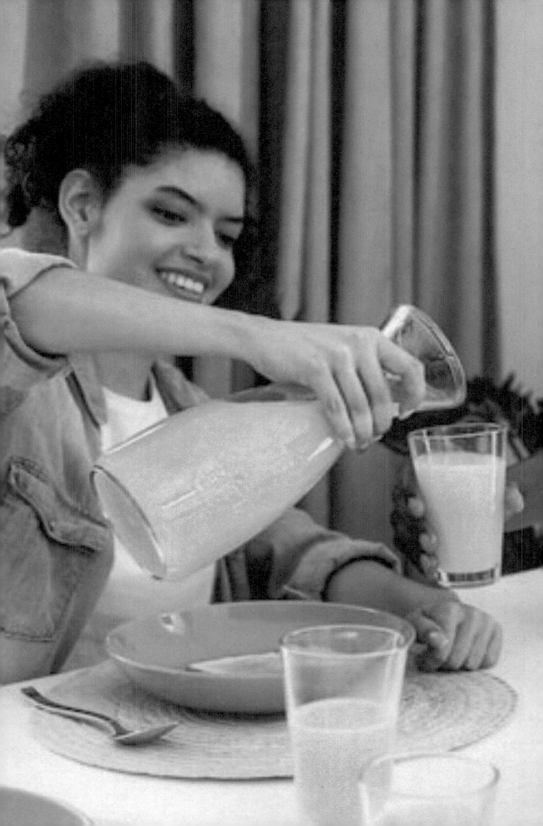

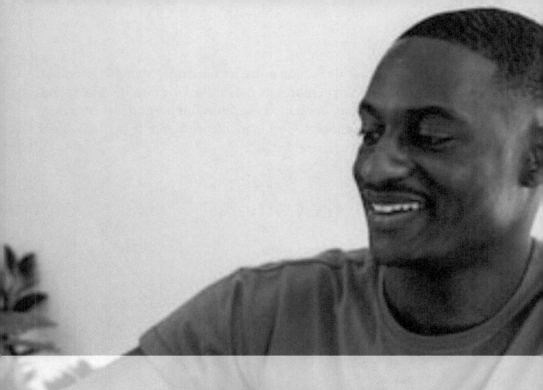
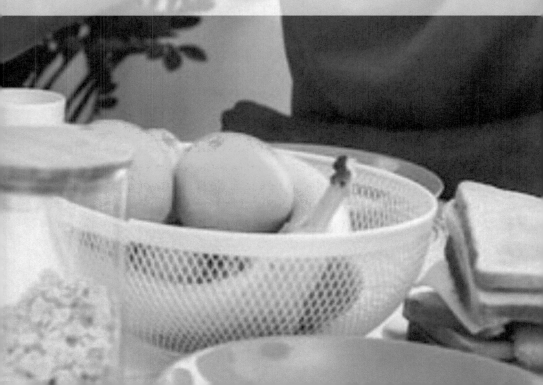

LE REPAS

Le repas, c'est le symbole de l'union entre les humains. Manger ensemble renforce les liens entre les membres de la famille. Une famille unie prend plaisir à manger ensemble. Les parents se feront un point d'honneur de s'asseoir à table avec les enfants. C'est la meilleure façon de leur enseigner les principes du savoir-vivre à table.

LE COUVERT

Une table gaie et attrayante rassemble :

- Un pot de fleurs
- Une carafe d'eau au milieu
- Une salière
- Une sucrière à chaque extrémité
- Une assiette creuse et une assiette plate
- Un couteau
- Une fourchette et une cuillère
- Un verre à eau.

LA MISE DU COUVERT

- Placer l'assiette creuse sur l'assiette plate
- Le couteau se place à droite avec la lame tournée vers l'assiette
- La cuillère se place aussi à droite, partie creuse en haut
- La fourchette est placée à gauche, partie creuse tournée vers le haut
- Le verre se place à droite de l'assiette au haut du couteau
- Le couvert à dessert se place soit sur l'assiette à dessert, soit horizontalement au-dessus de l'assiette entre l'assiette et les verres.
- La serviette de table est placée à gauche de l'assiette et doit être dépliée à demi sur les genoux au moment du repas pour s'essuyer la bouche. Il faut obligatoirement s'essuyer la bouche avant d'y porter le verre.

PRESENTATION DES PLATS

- Le riz est servi dans un grand plat ovale
- On présente la salade de feuilles dans un plat rond
- Les salades de pommes de terre et autres sont servies dans un saladier avec cuillère et fourchette
- La banane verte est présentée dans un plat ovale ou rond
- La sauce est mise dans un bol à couvercle ou saucière, cuillère à l'intérieur.
- Le pain est servi dans une corbeille en osier ou en plastique ornée d'un napperon.
- On place le gâteau dans une assiette à dessert.

POUR FAIRE DE MANGER UN PLAISIR

- ► Choisir des aliments de qualité.
- ► Consommer des aliments de saison en quantité suffisante et sans traitement chimique
- ► Utiliser très peu de sucre
- ► Utiliser le sel avec modération
- ► Réduire la graisse à la quantité minimale
- ► Equilibrer l'alimentation selon les besoins du corps
- ► Eviter la monotonie des repas

L'ART DE MANGER A TABLE

- Le pain ne doit pas être rompu avec les dents. On le coupe avec les doigts au fur et à mesure

- La salade et les légumes en général se mangent avec la fourchette

- Couper les tomates et la laitue en petits morceaux pour les porter à la bouche

- Les spaghettis se mangent de deux façons avec la fourchette :
    - o Les entortiller autour de la fourchette et les porter à la bouche
    - o Ou bien, les couper avec la fourchette et les manger. Jamais avec une cuillère.

- On mange la figue avec la cuillère à salade ou une fourchette. On la coupe en petits morceaux. Ananas, melons et autres fruits se mangent de la même manière. Les raisins, par contre, se mangent séparément, un par un.
  On crache la peau et les pépins discrètement dans le creux de la main.

- Pâtés et gâteaux se mangent à l'aide d'une fourchette ou d'une cuillère à dessert.

- Ne pas se pencher vers la nourriture, mais la porter à la bouche

- Ne pas brandir son couteau, mais la déposer si on veut faire un geste avec la main.

- Ne pas parler avec la bouche pleine.

- Seuls les avant-bras se déposent sur la table.

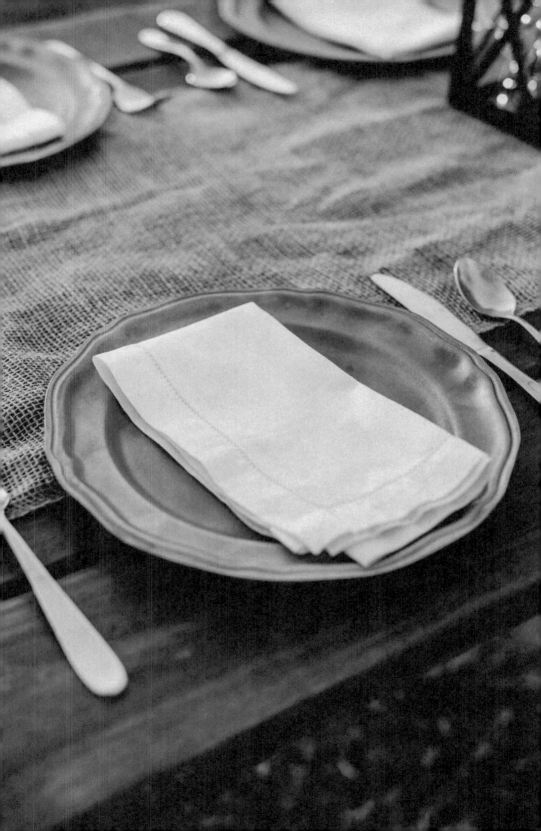

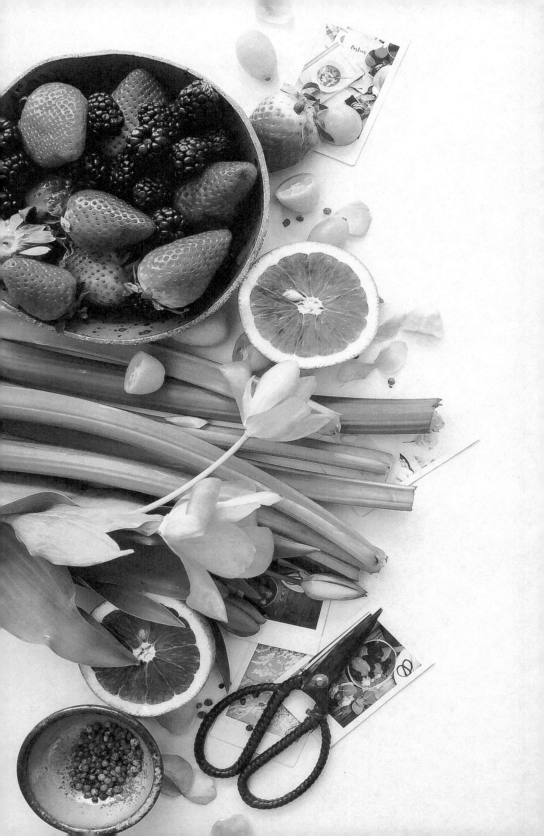

BALANCER
UN REPAS

Pour le bon fonctionnement de l'organisme, les trois groupes d'aliments, des sels minéraux, des vitamines, la cellulose et l'eau doivent figurer dans l'alimentation.

A- LES PROTEINES

Les protéines ou protides sont placés au premier rang. Ils assurent la croissance de l'individu et réparation des pertes de l'organisme. Ils proviennent de sources à la fois animale et végétale.

- Source animale :
    o Viande, lait, œufs, beurre, poissons, volaille, etc …
- Source végétale :
    o Petits pois : pois France, pois Congo, pois Nègre, pois Chousse
    o Pois rouges, Pois noirs, pois blancs, pois beurre
    o Les noix
    o Les céréales : riz, maïs, petit-mil,
    o Les pâtes alimentaires : macaroni, spaghetti, lasagnes, etc.

B-LES LIPIDES

En deuxième position se placent les lipides ou graisses qui nous fournissent chaleur et énergie. Ils nous préservent aussi des refroidissements. Ils proviennent du règne animal et du règne végétal.

- D'origine animale :
    o Lait, beurre animal, fromage, etc.
- D'origine végétale :
    o Huile végétale, beurre végétal, olives, pistaches, avocat, noix, noix de coco, maïs, etc.

Les lipides provenant de graisse végétale sont excellents pour la santé.

C-LES GLUCIDES

Les Glucides viennent en troisième position. Ils fournissent l'énergie nécessaire à l'organisme. On les trouve sous forme d'hydrates de carbone et de sucre. Leurs sources sont les suivantes :

- Sucre :
    o Fruits mûrs, canne à sucre, miel, etc.
- Amidon ou féculents :

- Vivres :
    o Pains, pâtes alimentaires

    o Patates, ignames, pommes de terre, …
- Céréales :
    oRiz, petit-mil, avoine, blé, maïs, etc.

D- LES MINERAUX

Les minéraux sont indispensables à la formation et à l'entretien des tissus. Citons :
- Le Fer trouvé dans les pois et les feuilles vertes
- Le Chlorure de Sodium contenu dans l'iode, le sel de cuisine, le sel en poudre (sel fin), portant l'inscription Iodized salt.
- Le Calcium, nécessaire pour les os. Il nous vient dans le lait, les pois, les céréales, le fromage, etc.

E- LES ALIMENTS NETTOYEURS

- L'eau : En boire au moins 6 à 8 verres de 8 onces par jour. En user avec prodigalité. L'eau de végétation des fruits est un nettoyeur indispensable.
- La cellulose est un nettoyeur par excellence. Elle stimule les mouvements du tube digestif et facilite l'évacuation des selles. Elle prévient certaines formes de cancer dont celui des intestins.
o Ses sources : grains entiers, légumes crus, les feuilles vertes, la pelure de tomate, les fibres de certains fruits.

F- LES VITAMINES

Ils sont indispensables au maintien de la vie. Ce sont des infiniment petits imperceptibles à l'œil nu. Ils sont fragiles et peuvent être détruits de plusieurs manières.
On les trouve dans les feuilles vertes, les fruits frais, les fruits secs, les céréales, le lait, les œufs.

Vitamines	Sources	Utile pour	Efficacité
A	Feuilles vertes, Fruits jaunes, Giraumon, Persil, Céleri, Carottes, Abricots, Gombos, etc…	Les Yeux, la Peau	Combat les infections
B	Les légumes verts, les œufs, le lait	Système nerveux Combat les maladies nerveuses, Système digestif	Favorise les échanges métaboliques Stimule l'appétit, Facilite la digestion
C	Citron, Choux, Oranges, Tomates	Croissance	Prévient le scorbut, le rachitisme, la Pyorrhée, les maladies infectieuses
D	Jaune d'œufs, lait entier, le soleil	Les os, les dents	Entre dans la composition des os et des dents
E	Pistache, Germe de blé, légumes Jaune d'œufs, Petit-mil	Système reproductif	Facilite la reproduction
K	Feuilles vertes, citron, son de blé, Ananas, lait, Fromage	La coagulation	Active la coagulation du sang

CONDIMENTS ET HERBES

Ils sont de précieux auxiliaires et contribuent à relever le goût des aliments. Citons :

Ail   Echalote   Girofle   Thym   Laurier aromatique

Poireaux   Poivrons   Oignons   Sel   Citrons

Anis étoilé   Cannelle   Muscade   Gingembre

Gousse de Vanille

LA CUISSON DES CEREALES

Pour réussir la cuisson des céréales, respecter les proportions suivantes:

> Pour 1 portion de riz = 2 portions d'eau = 1½ C maitre d'hôtel d'huile

> Pour 1 portion de blé = 1½ portion d'eau = 1½ C maitre d'hôtel d'huile

> Pour 1 portion de maïs moulu = 3 portions d'eau = 2 C maitre d'hôtel d'huile (Kiyè Chòdyè)

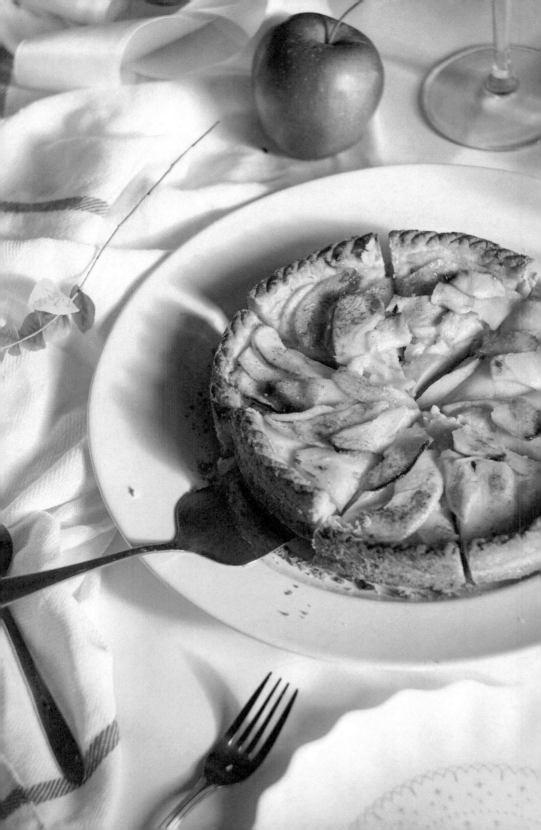

Astuces pour mieux cuisiner

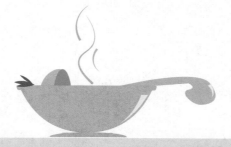

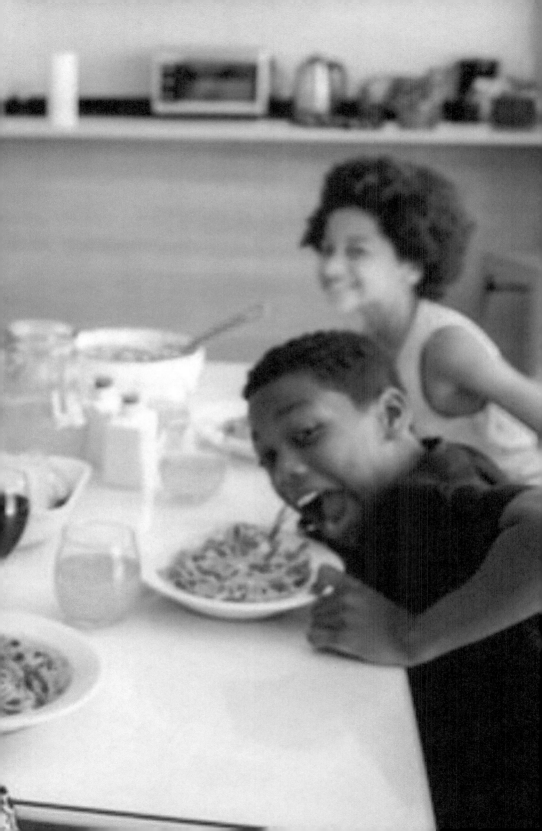

COMMANDEMENTS DE LA BONNE CUISINE

1

Avant de commencer, prier Dieu pour la réussite des mets

2

Revêtir le tablier et le foulard

3

Lire la recette attentivement

4

Placer sur la table les ingrédients et les ustensiles dont on aura besoin

5

Niveler toutes les mesures avec un couteau

6

Préparer les moules avant de préparer la pâte

7

Mélanger les ingrédients

8

Utiliser le moins de vaisselle possible

9

Eviter l'accumulation de vaisselle sale

10

Apprendre à régler la température du four avant de s'en servir.

POIDS, MESURES ET ABREVIATIONS

A défaut de balance, la liste suivante permet de déterminer le poids par la contenance :

CONTENANCES	EQUIVALENCES	POIDS
1 tasse	=	8 onces
½ ''	=	4 onces
¼ ''	=	2 onces
16 C	=	1 tasse
2 C liquide	=	1 once
1 C	=	15 ml
1 c à café	=	10 ml
1 c à thé	=	5 ml
1 livre française	=	450 gr.

EQUIVALENCES DES MESURES

LE BEURRE & LE LAIT

1 tasse de beurre	=	2 bâtons
2 bâtons de beurre ou 1 bloc	=	½ lb ou 16 C
1 bâton de beurre	=	½ tasse ou 8 C
1 lb de beurre	=	2 tasses ou 2 blocs
1 tasse de lait	=	8 onces
4 tasses de lait	=	1 litre ou 32 onces

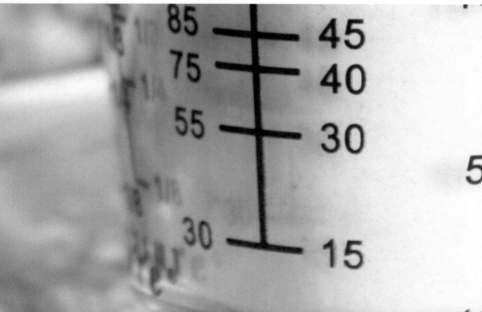

EQUIVALENCE DES MESURES

LE SUCRE ET LA FARINE

1 tasse de sucre granulé	=	½ lb ou 225 gr.
2 tasses de sucre blanc	=	1 lb ou 450gr.
2 tasses 2/3 de sucre brun	=	1 lb
2 C de sucre blanc	=	1 oz.
1 kg de farine	=	7 tasses ou 2 lb.
4 tasses de farine	=	1 lb.
1/3 tasse de farine	=	150 gr.
4 C de farine	=	1 oz.

SIGNIFICATIONS DES ABREVIATIONS

C = Grande cuillère

c = Petite cuillère

Oz. = Once

t = Tasse

lb. = Livre

pt. = Pinte

lt. = Litre

v. = Verre

po. = Pouce

m = Minute

h = Heure

VOICI QUELQUES NOTIONS SUPPLÉMENTAIRES POUR RÉUSSIR VOS METS

• Vous pouvez à volonté réduire ou augmenter les proportions.

• Si vous n'avez pas de cuisinière (réchaud à gaz et four), servez-vous de votre chaudière et employez des braises feu en haut et en bas de la chaudière) pour gratiner vos mets. Vous pouvez tout aussi bien mettre des cendres dans une chaudière dans laquelle vous placez votre moule et recouvrez comme indiqué ci-dessus.

• Pour réussir une sauce veloutée, la liaison doit être parfaite. Très peu d'huile à laquelle on ajoute un peu de farine qu'on laisse fondre. Ajouter à volonté concentré de tomate, tomate, ou tout ce que vous voulez et de l'eau. Assaisonnez au goût.

• Ces condiments : feuilles et herbes sont de précieux auxiliaire. Condiments et herbes pour aliments salés :
« ail, persil, céleri, coriandre, giroffle, échalote, thym, laurier (la feuille aromatique, pas la plante décorative), poireaux, gingembre douce, safran, poivre, poivrons ou piments doux, oignons, sel, citron, oranges amères (oranges sûres) origan ou gros thym, basilique, etc. »

Condiments et herbes pour aliments sucrés :
« Anis étoilé, Cannelle, muscade gingembre, citronnelle, pelure de citron, gousse de vanille, essence, malaguette, etc. »

• Les agents de liaison sont : eau, lait, crème fraîche, œufs, eau de cuisson des légumes dont il faut à tout prix s'en servir.

• Pour graisser les moules et chaudières, utiliser à volonté, beurre, mantèque ou huile. Saupoudrer de farine avec une passoire.

• Apres la cuisson, il faut recouvrir partiellement les aliments. Attendre le refroidissement total avant de les recouvrir. Sinon l'eau de transpiration peut causer des dégâts importants.
• Quelques règles à respecter pour la cuisson des légumes et des vivres,

les œufs, etc.

Les vivres et légumes :

Les laver avec du savon et les rincer plusieurs fois. Ne pas enlever la partie gluante de l'igname, tayot, et malanga. Bien les laver avant de les éplucher. Au cas où l'on est obligé de cuire la banane sans la pelure, ajoutez du jus d'orange amère à l'eau de cuisson qui lui conserve sa couleur jaune. Une fois cuite, les essuyer à l'aide d'un torchon et enlever les fils. Il faut toujours ajouter un peu d'huile à l'eau de cuisson des vivres tels que : Igname, banane, manioc, pommes de terre, etc. cela aide à combattre la constipation. Autant que faire se peut, il faut cuire les vivres et les légumes avec leur robe. Cela leur permet de garder leurs éléments nutritifs.

• Ne laissez pas les œufs dans l'eau de cuisson une fois cuit.

• Pour que les légumes gardent leurs couleurs, il faut les cuire à découvert (ex. : petits pois, haricots verts) dans une abondante eau bouillonnante contenant du sel

• Leur cuisson doivent être brève parce qu'ils doivent être retirés dès qu'ils sont à point. Cependant, les légumes racines doivent cuire plus longtemps et doivent être plongés dans l'eau froide.

• Les légumes à tige épaisse (brocolis, asperges) doivent être épluchés avant d'être bouillis.

• Pour éviter le noircissement des pommes de terre les éplucher juste avant leur cuisson et les laisser dans l'eau.

• Ne pas jeter l'eau de cuisson des légumes car elle entre dans la préparation des potages, soupes, sauces, ragoûts, etc.

• La cuisson à feu trop vif, diminue la valeur nutritive des aliments et les expose à être brules. En revanche, la cuisson trop prolongée est une faute grave. Les aliments perdent beaucoup de vitamines et deviennent insipides.

• Cuisson des céréales

Riz

Pour la cuisson des du riz on a besoin de 1 ½ à 2 mesures d'eau pour 1 mesure de riz. Cela dépend de la variété. 1 ½ C maitre d'hôtel d'huile.

Maïs
Le maïs réclame beaucoup plus d'eau. Pour une mesure, on aura besoin de 4 à 6 mesures d'eau dépendamment de la variété. ½ C a 1 C d'huile. Pour réussir la cuisson du maïs, il faut le tourner comme pour un gâteau.

Blé
1 mesure d'eau pour une mesure de blé et 1 ½ C à 2 C d'huile.

Petit mil
Cuisson similaire au Maïs. Il faut battre le petit mil comme on le fait dans la préparation du gâteau

Avoine
Ne réclame pas beaucoup d'eau. A cuire comme le blé.

• Pour ne pas pleurer lors de l'épluchage des oignons : épluchez les plonges dans l'eau. Se servir de préférence avec les oignons moyens au lieu des gros qui ne doivent pas être conservée pendant longtemps.

• Le jus de citron remplace largement le vinaigre dans la préparation de la vinaigrette. L'huile d'olive remplace le beurre en n'importe quelle circonstance.

• Le pur lait de coco peut remplacer la crème fraiche.

• Différence entre boulette et croquette : On fait bouillir les premières et ou fait frire les croquettes.

•Ce que nous appelons en Haïti : « arbre à pain », ce sont des châtaignes ; et ce que nous appelons : « arbre véritable », n'est que le « Fruit à pain ».
• Pour broyer nos épices, nous nous servons du pilon qui est la manche et du mortier qui est la partie dans laquelle on place les épices.

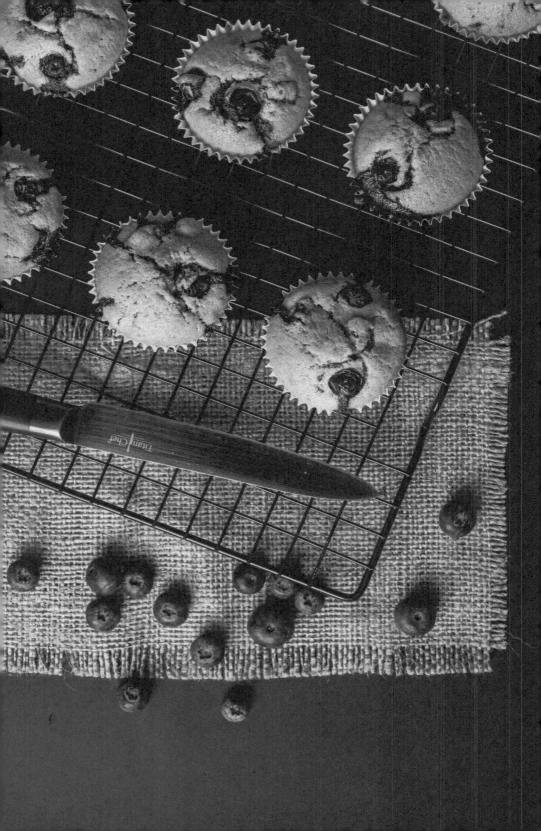

Mets & Recettes

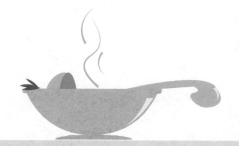

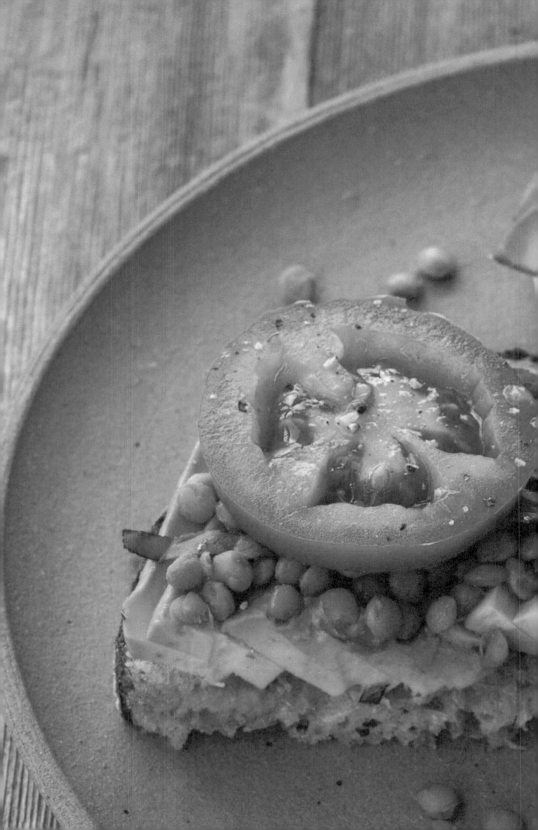

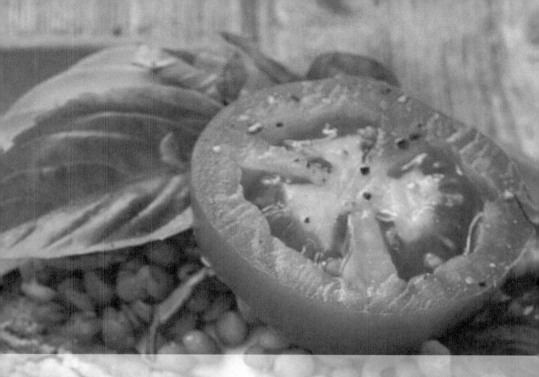

Hors d'oeuvre

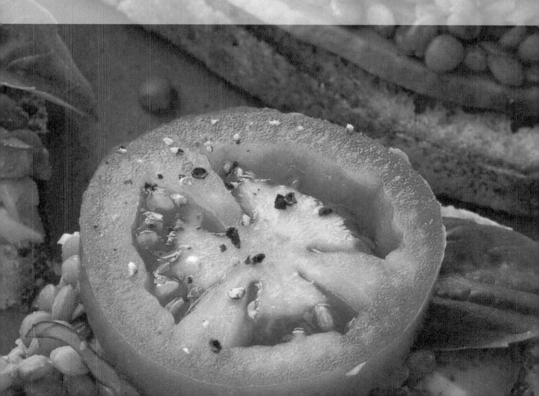

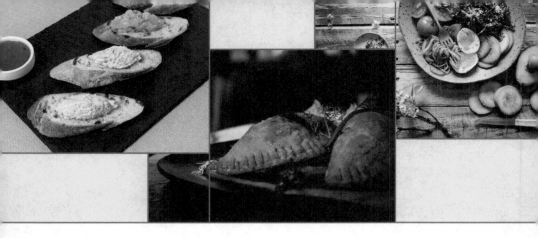

LES HORS D'OEUVRES SONT DE MENUS METS QUE L'ON SERT AU DÉBUT D'UN REPAS.

On distingue :

- Les hors d'œuvre chauds tels acras, aubergines grillées
- Les hors d'œuvre froids tels maïs en épi, œufs farcis
- Les hors d'œuvre de légumes crus ; comme tomates farcies, salade d'avocat, de cresson
- Les hors d'œuvre de légumes cuits ; exemple les haricots verts cuits arrosés de beurre ou d'huile d'olive.
- Les hors d'œuvre de fruits nature ; citons melon, papaye servis avec une coupelle de sucre ou de sel afin satisfaire tous les goûts.

COMMENT LES SERVIR

On les sert dans le plat à hors d'œuvre ou dans une petite assiette pour chaque convive. Ils sont toujours accompagnés de beurre et de pain dans une autre petite assiette devant chaque convive.

LES FARCES SANS VIANDE

FARCE AU PAIN RASSIS

INGREDIENTS

- croûtons de pain rassis de deux jours.
- céléri
- persil
- oignons en petits dés
- et d'autres herbes aromatiques.

PREPARATION

Sur feu doux, fondre du beurre ou mettre très peu d'huile dans un poêle ; ajouter les croûtons à rissoler tout en les remuant. Remplacer au fur et à mesure le beurre ou l'huile absorbé jusqu'à ce que les croûtons soient bien dorés.
Pour mélanger la farce, Placer les croûtons dans un grand saladier ou bol avec tous les ingrédients ou condiments. Mélanger à l'aide des mains. Ce qui donnera à la farce une consistance légère.

FARCE AU PAIN TREMPÉ - 1

INGREDIENTS

- 1 grand oignon
- De la sauge fraîche ou sèche ou à défaut du persil finement haché
- Du pain frais émietté
- Du sel
- Du beurre
- 1 jaune d'œuf.

PREPARATION

Blanchir/échauder un grand oignon pour environ 10 minutes. Préparer de la sauge fraîche ou sèche ou à défaut du persil finement haché. Mettre dans un saladier avec du pain frais émietté, du sel, du beurre et un jaune d'œuf pour la liaison.

Verser un liquide, tel eau de cuisson de légumes ou une sauce préparée à cet effet ou tout simplement de l'eau en quantité suffisante pour imprégner tous les ingrédients. Mélanger avec une cuillère ou fourchette ou avec les doigts.

FARCE AU PAIN TREMPÉ – 2

INGREDIENTS

- Du pain
- du lait ou de l'eau
- céléri, persil, oignon, échalote, poireaux, ail, poivrons, finement haché
- fromage rapé, ou à défaut, 2 portions de Fromage fondu
- Du jus de citron
- Sauce tomate

PREPARATION

Tremper le pain dans du lait ou de l'eau. Hacher finement persil, oignon, échalote, poireaux, ail, poivrons, etc.

Les faire revenir dans de l'huile. Ajouter sauce de tomate, le pain trempé dans lequel se trouvent le pain trempé, le sel et du fromage râpé ou, et le jus de citron. Bien mélanger. Pour les pâtes et famille, la farce doit être sèche tandis que pour les autres recettes, qui en nécessitent, la farce doit être mouillée. On n'a donc qu'à ajouter un liquide de mouillage comme eau de cuisson de légumes ou un peu de sauce ; selon la consistance désirée.

INGREDIENTS

- Du pain
- du lait
- céléri, persil, oignon, échalote, poireaux, ail, poivrons, finement haché
- Des œufs durs
- du jus de citron

PREPARATION

Faire bouillir des œufs ; en écraser les jaunes à l'aide d'une fourchette avec du pain trempé au lait. Epicer au goût. Bien mélanger. Mettre à l'intérieur de la recette choisie.

FARCE AUX LÉGUMES

INGREDIENTS

- Des legumes blanchis
- beurre
- sauce tomate
- Condiments et epices

PREPARATION

Blanchir (échauder) des légumes séparément ; les faire revenir dans du beurre. On peut aussi préparer une bonne sauce à la tomate, y ajouter des condiments et y mettre les légumes.

ACRA DE POMME DE TERRE

INGREDIENTS

- Pommes de terre
- Condiments (Epices) finement pilés
- Persil
- Quelques gouttes de citron

PREPARATION

Râper les pommes de terre, y ajouter des condiments finement pilés. Bien relever le goût. Epicer fortement au persil, poivrons et gouttes de citron.

* Peut aussi être préparé avec *igname, tayo, pois inconnu.*

▶ Tremper les pois secs toute une nuit ou une matinée pour les ramollir. Ajouter les tayos râpés aux pois secs. Epicer fortement au persil, poivrons et gouttes de citron.

AUBERGINES EN CROQUETTES

INGREDIENTS

- Aubergines
- Condiments (Epices) finement pilés
- Persil haché
- Fromage rapé
- 1 oeuf
- Du sel fin
- Farine

PREPARATION

Couper en deux de belles aubergines bien charnues, enlever les pépins ; les bouillir à l'eau salée. Laisser bouillir 3 à 5 minutes pour une bonne cuisson. Puis les égoutter, ensuite les écraser au presse-purée ou à la fourchette. Ajouter à la purée obtenue du persil haché, du fromage râpé, un œuf, du sel fin. Bien mélanger le tout. Si la consistance n'est pas satisfaisante, ajouter suffisamment de chapelure ou de la farine jusqu'à la consistance voulue. En jeter de petits tas dans l'huile chaude avec une cuillère.

AVOCATS EN COURONNE

INGREDIENTS

- 2 très bons avocats
- Sauce vinaigrette
- Farce

PREPARATION

Eplucher et couper en rondelles 2 parties d'avocats à la chair ferme. Les placer sur l'assiette de chaque convive et arroser d'une sauce vinaigrette; puis les garnir de farce et de tout ce qui vous fait plaisir. Et c'est prêt à être servi.

✳ Variante

▶ Choisir des avocats très fermes, les couper en deux dans le sens de la longueur. Remplir le creux de chaque demi d'huile, de sel, de jus de citron, puis la farce de votre choix. Déposer chaque moitié sur l'assiette de chaque convive avec une petite cuillère.

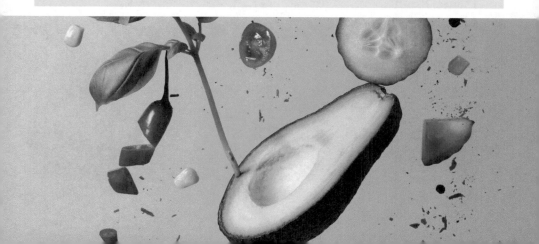

AUBERGINES AU FROMAGE

INGREDIENTS

- Aubergines
- Farine
- Huile
- Pincée de sel
- Fromage râpé
- Beurre fondu

PREPARATION

Peler les aubergines. Les couper en longueur. Les essuyer. Les saupoudrer de farine. Les frire à l'huile bouillante. Les aligner sur un plat à gratin ou dans une chaudière préalablement graissée. Les napper de sauce de tomate. Mettre dessus du fromage râpé. Arroser de beurre fondu et faire gratiner au four ou à la braise

GALETTES À LA BONNE FEMME

INGREDIENTS

- 1 lb de farine
- 4 C de beurre
- 2 C de mantègue
- 1 jaune d'œuf
- 1 t de lait
- ¼ de lb de fromage
- farce au pain trempé #2.

PREPARATION

Avec la farine, le beurre, la mantègue, l'œuf, le lait, préparer une pâte (voir Pâtisserie). Laisser reposer au frais. Etendre au rouleau. Découper en rondelles de 2 ou 3 cm de diamètre (une tasse ou un gobelet peut bien l'affaire). Mettre la farce au fromage au centre. Souder les rebords. Faire dorer dans la friture brûlante.

PATÉ VÉGÉTARIEN

INGREDIENTS

- Pain rassis
- ¼ litre Consommé de légumes
- 1 Oignon câpres
- 2 Cornichons
- 2 Tomates
- 1 t de champignon
- Gros sel
- 1 C de jus de citron
- 3 C de beurre
- 8 C de chapelure
- Poivrons – Persil – Epices

PREPARATION

Tremper le pain dans le bouillon. Puis en exprimer le jus. Laver les champignons. Les sécher. Y ajouter sel et jus de citron. Puis les couper en tranches fines. Hacher les oignons finement. Hacher les tomates en cubes.
Fondre une partie du beurre et faire revenir les oignons. Ajouter câpres, cornichons, poivrons, tomates, champignons, épices. Puis mélanger tous ces ingrédients une fois refroidis avec les œufs battus, le pain et 8 C de chapelure. Enduire un plat ou une cocotte de beurre et de chapelure. Verser le mélange et cuire 30 minutes dans un four préchauffé.

CROQUETTES DE POMMES DE TERRE

INGREDIENTS

- 2 lb de Pommes de terre
- 3 jaunes d'œufs
- Fromage râpé
- noix de beurre
- ½ litre de lait évaporé.

PREPARATION

Cuire les pommes de terre à l'eau salée, les peler, les passer au moulin ou les écraser à l'aide d'un pilon. Ajouter à la purée le lait ou les jaunes d'œufs battus, le fromage et le beurre. Prendre de petits morceaux de cette purée et les rouler dans la farine, les faire dorer à l'huile chaude.

CROQUETTES DE FRUIT À PAIN (LAM VERITAB)

INGREDIENTS

- 1 fruit à pain
- ail, thym, poivrons, persil, sel
- 2 oeufs
- 1 C de beurre
- Fromage rapé

PREPARATION

Faire bouillir un Fruit a pain moyen. L'écraser chaud à la fourchette ou au moulin. Y ajouter les epices: ail, thym, poivrons, persil, sel; le tout finement pilé, les œufs, 1 C de beurre, du fromage râpé, former les croquettes, les passer à l'œuf battu, puis à la farine ou à la chapelure. Faire frire.

CROQUETTES DE CASSAVE

INGREDIENTS

- De la cassave
- ail, thym, poivrons, persil, sel
- oeufs
- du lait
- Fromage rapé

PREPARATION

Tremper la cassave au lait. Ecraser et epicer la cassave trempée. Préparer une bonne farce. Bien mélanger avec la pate de cassave. Ajouter du fromage râpé. Prendre de cette pâte un peu consistante par cuillérée à thé. L'enrouler en boulettes, puis l'aplatir entre les paumes. Faire frire et dorer des deux côtés. Exquis.

MIRLITONS AU GRATIN

INGREDIENTS

- 4 à 6 beaux mirlitons
- une ou deux papaye vertes
- sauce ou pâte de tomates
- oignons, ail, persil, poivrons, autres condiments
- Du jus d'orange amère.

PREPARATION

Cuire mirlitons et papayes. Les écraser, égoutter, puis sécher au feu. Ajouter les condiments. Préparer une sauce béchamel au goût bien relevé,ajouter une sauce de tomates (facultatif). Bien mélanger. Mettre le mirliton dans un plat ou une chaudière déjà graissé. Parsemer de fromage râpé ou coupé en petits dés et chapelure, noisettes de beurre. Puis faire gratiner au four ou à la braise.

► Même procédé pour le CHOU AU GRATIN – Couper le chou en lamelles, les blanchir puis ajouter les mirlitons.

MIRLITONS FARCIS

INGREDIENTS

- 4 à 6 beaux mirlitons
- sauce de tomates
- oignons, ail, persil, poivrons, autres condiments
- Du jus d'orange amère.

PREPARATION

Peler les mirlitons, les couper en gros dés ou en lamelles. Préparer la farce de votre choix. Placer une couche de mirlitons sur un plat ou une chaudière déjà beurré puis une couche de farce. Terminer par le mirliton. Napper de sauce de tomates

TARTINE MARQUISE

INGREDIENTS

- Morceaux de Pain rassis
- Sauce béchamel
- 1 ou 2 Jaunes d'œufs
- Fromage râpé, huile

PREPARATION

Tailler, à volonté, des rondelles de mie de pain, les recouvrir d'une sauce béchamel épaisse liée avec les jaunes d'œufs et le fromage râpé. Plonger ces tartines dans la friture chaude, côté sauce dessus, et laisser frire jusqu'à ce qu'elles soient croustillantes.

OEUFS FARCIS (CHAUDS OU FROIDS)

INGREDIENTS

- Oeufs
- Epices : oignons, ail, persil, poivrons, autres condiments

PREPARATION

Cuire les œufs, les écaler, les couper dans le sens de la longueur, en retirer les jaunes, les écraser à l'aide d'une fourchette avec du pain trempé au lait. Epicer au goût. Bien mélanger. Remplir les blancs de cette farce, monter les farces en dôme, la saupoudrer de chapelure, enfourner dans un plat beurré ou dans une chaudière en cas de braise. Servir avec banane jaune, salade de tomates et cresson ; le tout assorti d'une sauce aux oignons.

ŒUFS DURS AU GRATIN

INGREDIENTS

- Oeufs
- Pommes de terre
- Oignons
- Epices :ail, persil, poivrons, autres condiments
- 1 t de lait
- 2 C de farine

PREPARATION

Cuire des œufs et des pommes de terre que l'on coupera en rondelles. Faire revenir, dans le beurre, des oignons coupés aussi en rondelles sans les dorer. Enlever les oignons et préparer une sauce béchamel avec 1 t de lait et 2 C de farine. Laisser la sauce s'épaissir, rajouter les oignons, mettre du sel et épicer au goût. Les disposer par couches dans un plat en pyrex ou une chaudière. Verser une dernière couche de sauce. Parsemer de fromage et faire dorer au four ou à la braise

QUENELLES DE MIE DE PAIN

INGREDIENTS

- Quelques pains rassis
- 1 ou 2 verres de lait
- 2 ou 3 œufs
- Herbes Fines
- Persil
- Poireaux
- Oignons
- Epices
- Sel

PREPARATION

Tremper le pain dans du lait pendant 1 a 2 minutes, enlever la mie de pain du lait, les presser pour retirer l'excedent de liquide.
Battre les œufs. Les ajouter à la mie de pain avec les herbes fines, épices, sel, acide. Former des quenelles, les passer dans la farine, pocher pendant 10 minutes dans l'eau salée chaude, non bouillante. Laisser cuire. Servir avec sauce aux oignons, salade, bananes.

TOMATES FARCIES AU RIZ

INGREDIENTS

- Tomates
- Riz
- Oeufs
- Persil
- Huile ou beurre
- Epices

PREPARATION

Prendre des tomates fraîches et fermes, creuser un trou au milieu des tomates.
Hacher menu des œufs durs et du persil. Les mélanger à du riz cuit.
Epicer le melange au goût.
Bourrer les tomates creusées au fond desquelles on a mis une pointe d'huile ou de beurre. Saupoudrer les tomates de chapelure et les faire gratiner au four ou à la braise

SOUFFLÉS DE MAÏS OLÉS

INGREDIENTS

- 1 mesure de maïs en grain ou en conserve
- lait evaporé
- Oeufs

PREPARATION

Faire cuire les grains de maïs.
Avec l'eau de cuisson ou l'eau de la boîte de maïs, et du lait évaporé pur, préparer une sauce blanche. Laisser refroidir.
Mettre le maïs dans la sauce. Ajouter les jaunes d'œufs battus. Malaxer. Incorporer les blancs en neige et faire cuire au four à 350° durant ¾ d'heure ou 45 minutes.

BEIGNETS D'AVOINE AUX ÉPINARDS

INGREDIENTS

- 1t d'avoine
- 1 paquet d'épinards
- 2 oignons
- 3 œufs
- Fromage

- Lait
- Ail
- Persil
- 2 grosses tomates
- Thym
- Échalotte
- Girofle
- Poivrons
- Sel
- Jus d'orange sûre

PREPARATION

Laver les épinards, les couper en petits morceaux.
Ajouter l'avoine.
Couper les tomates en petits morceaux.
Ajouter l'oignon émincé, le lait, les épices, les œufs, le lait, la farine, 2 portions de fromage.
Si c'est trop épais, ajouter du lait ; si c'est trop liquide, ajouter de la farine, du sel. Epicer au goût. Frire.

ŒUFS FARCIS 2

INGREDIENTS

- 6 œufs durs (cuits)
- Laitue
- 3 C d'huile d'Olive
- Jus de Citron
- Céléri, Persil, Ail haché
- Sel

PREPARATION

Ecaler les œufs, les partager en deux dans le sens de la longueur, en retirer les jaunes et mélanger avec une partie de l'assaisonnement.

Garnir les blancs et les déposer sur les feuilles de laitue arrosées du reste de l'assaisonnement. Décorer avec les tranches de tomates.

SOUFFLÉS DE SPAGHETTI

INGREDIENTS

- Spaghettis
- 2 C de fromage râpé
- Tomates
- Oignons
- 2 Oeufs

PREPARATION

Préparer une sauce de tomate bien épicée, ajoutez-y des oignons coupé en dé.
Ajouter à cette sauce 2 C de fromage râpé, une tasse de sauce béchamel.
Separer les blancs et les jaunes d'oeufs. Battre les jaunes d'œufs, puis mélangez les à la sauce.
Cuire Bien égoutter les spaghetti et les ajouter à la sauce. Mettre dans un moule ou une chaudière.
Ajouter les blancs battus en neige. Incorporer et laisser gratiner.
Faire cuire au four ou à la braise.

TRANCHES DE PAIN GRATINÉES

INGREDIENTS

- 2 Pains
- 2 C de beurre
- 3 œufs
- 1 c de sel
- 1 grande boite de lait évaporé –
- 1 grande boite d'eau
- ¼ t de fromage

- Persil
- Ail
- Tomate

PREPARATION

Beurrer les pains. Les déposer dans un moule largement graissé ou dans une chaudière. Côté beurré en bas.
Battre les œufs, ajouter le lait, le fromage, le persil finement haché. Verser sur les tranches de pain. Les laisser imbiber, puis ajouter le reste de liquide.
Déposer dessus un morceau de tomate ou d'oignon, de poivron.
Parsemer de fromage râpé. Servir avec des tranches de tomates.

PAIN FARCI

INGREDIENTS

- Tranche de Pains
- Légumes bouillis
- condiments et épices
- Fromage
- Beurre

PREPARATION

Beurrer le pain et garnir de légumes écrasés, mélangés aux condiments, épices et fromage. Mettre sur un plateau beurré et gratiner au four ou à la braise.

"IL NE FAUT JAMAIS OUBLIER QU'UN HORS D'ŒUVRE N'EST QU'UNE SIMPLE INTRODUCTION, UN AVANT-GOÛT DE CE QUI SUIVRA, UN AMUSE-GUEULE QUI DÉCLENCHE L'APPÉTIT. "

CROQUETTES DE MACARONI OU DE SPAGHETTI

INGREDIENTS

- 1 t de macaroni
- 1 t de fromage râpé
- 1 t de sauce blanche (voir Sauces)
- 2 œufs
- Sel
- Poivrons
- Persil
- Chapelure

PREPARATION

Bien cuire le macaroni à l'eau tiède, le refroidir, le hacher en petits morceaux. Ajouter la sauce, le fromage et l'assaisonnement. En faire des croquettes à la forme désirée, passer à l'œuf et la chapelure puis frire.

PÂTÉS AUX LÉGUMES

INGREDIENTS

- 3 t de pommes de terre cuites, hachées
- 2 t d'oignons hachés
- ½ t de persil haché
- ½ t d'avoine crue
- 1 t de noix pilée
- 1 t d'avoine cuite dans 1 tasse d'eau
- 2 œufs
- 1 C de beurre ou d'huile
- ½ c de sel
- 2 C de farine

PREPARATION

Bien mélanger le tout. Assaisonner avec épices, thym. Frire à l'huile.

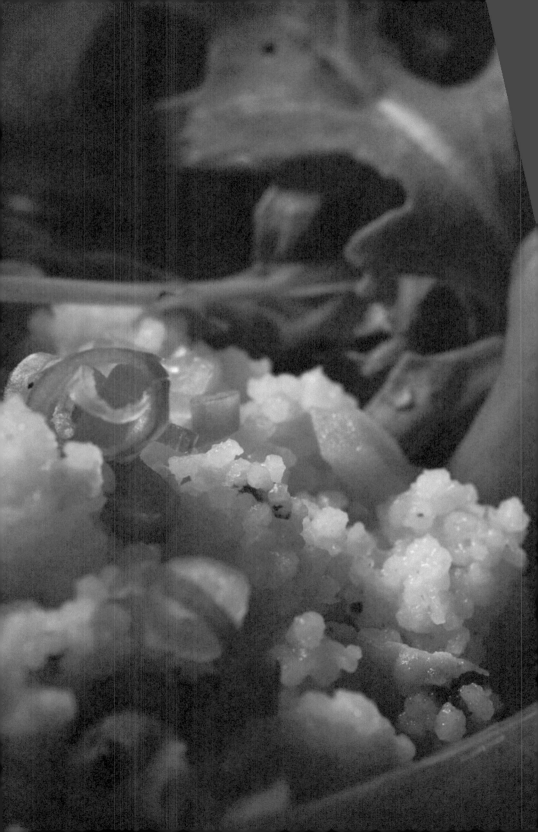

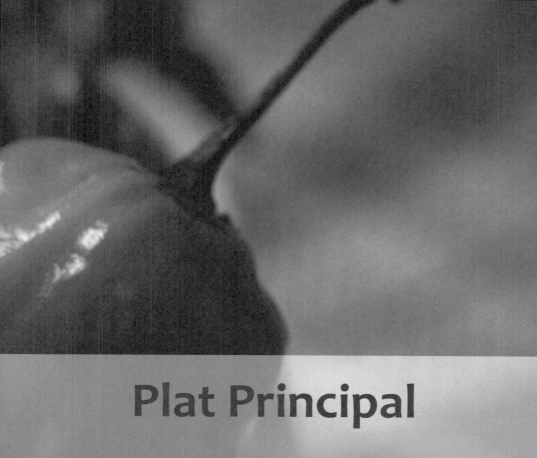
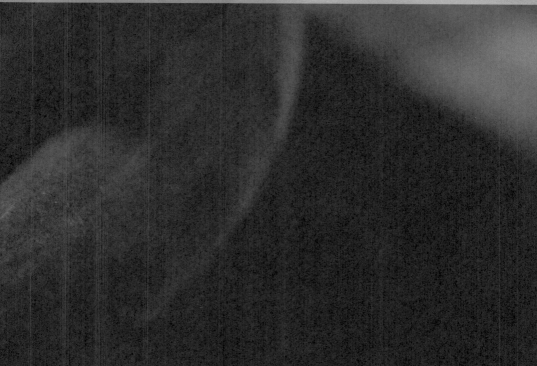

Plat Principal

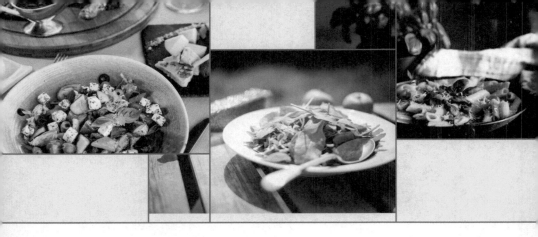

LE PLAT PRINCIPAL C'EST LE PIVOT AUTOUR DUQUEL SE CONSTRUIT LE REPAS.

Ce sont généralement des plats Viande ou poissons, de légumes, d'oeufs. de pates alimentaires.

COMMENT LES SERVIR

Ils sont accompagnés de :
Vivres alimentaires : Bannanes, Patates, Igname, etc...
Pâtes alimentaires : Macaroni, nouilles, Spaghetti
Céréales : Riz, Millet, Blé, etc...

NOIX GRATINÉES

INGREDIENTS

- 2 t de carottes bouillies coupées en dés
- 2 t de noix bouillies avec sel et thym
- ½ t de Corn Flakes trempé dans du lait
- 1 t de lait
- 2 Jaunes d'œufs
- Sel fin
- Epices
- Poivrons
- Très peu d'huile
- Ail
- Persil
- Echalotes
- 1 gros Oignons finement hachés

PREPARATION

Faire un mélange avec le tout. Verser le lait. Bien mélanger. Rectifier le goût. Ajouter les jaunes d'œufs pour le faire dorer. Gratiner au four ou à la braise

AUBERGINES PANÉES

INGREDIENTS

- 4 Aubergines de grosseur moyenne
- Concentré de tomates
- Oignons
- Quelques tranches de mie de pain trempées au lait
- Une gousse d'ail
- De fines herbes hachées
- Du jus de citron ou d'orange amère
- Une pincée de sucre
- Du beurre

PREPARATION

Peler les aubergines, les bouillir dans très peu d'eau salée. Après 3 à 5
minutes de cuisson, les égoutter, les écraser.
Faire revenir les oignons dans l'huile et ajouter le concentré de tomates.
Ajouter quelques tranches de mie de pain trempées au lait, ainsi que les
aubergines. Cuire le mélange à feu doux pendant 5 à 10 minutes.
Incorporer au mélange les épices : ail, fines herbes hachées, jus de citron
ou d'orange amère, une pincée de sucre, du beurre. Raviver le goût si
besoin.
Preparer un plat allant au four, y verser le mélange. Ajouter une couche
de chapelure, des noisettes de beurre.
Cuire au four ou à la braise.

▶ MIRLITONS PANÉS
Utiliser le même processus que les aubergines panées. Cependant, il fau-
dra bien égoutter les mirlitons une fois bouillies, pour eviter un excédent
de liquide.

✱ A noter que les légumes suivants : Calebasse douce, Papaye verte, etc.
peuvent etre preparé suivant le même procédé. Veillez, toutefois, à les
égoutter àprès cuisson.

AUBERGINES FARCIES

INGREDIENTS

- 4 Aubergines de grosseur moyenne
- Une gousse d'ail
- De fines herbes hachées
- Du jus d'orange amère
- Une pincée de sucre
- Du beurre

PREPARATION

Partager les aubergines en deux, dans le sens de la longueur. Avec la pointe d'un couteau, séparer un peu la chair de la peau par une fente circulaire, saler la chair ajouter le jus d'orange et laisser ainsi les aubergines rendre leur eau pendant une demi-heure.
Ensuite, enfariner les aubergines, et frire.
Une fois frite, sortez la chair des aubergines sans en abimer la peau que l'on mettra dans plat allant au feu.
Hacher la chair receuillie dans un bol et la mélanger avec oignons, ail, poireaux, fines herbes, œufs, etc. pour perparer une farce.
Replacer la chair farci a l'intérieur des peaux, semer de la chapelure au dessus.
Arroser d'huile et de beurre, et faire gratiner au four ou à la braise.

► MIRLITONS FARCIS

Partager des mirlitons en deux dans le sens de la longueur, enlever la peau rugueuse, et nettoyez les.
Faire cuire dans l'eau bouillante avec du sel. Après quelques minutes de cuisson, sortir la chair sans abimer les peaux. Continuer comme pour les aubergines farcies.

AUBERGINES GRATINÉES

INGREDIENTS

- 2 Aubergines
- 2 mirlitons
- Epices
- Oignons
- Poivrons
- De fines herbes hachées
- Du jus de citron
- Fromage rapé
- Pain trempé au lait

PREPARATION

Cuire les aubergines et les mirlitons. Exprimer l'eau. Les faire revenir dans l'huile, avec la pâte de tomates, et les épices.
Laisser mijoter. Ajouter oignons en dés, persil haché, poivrons, du pain trempé au lait, œuf. Assaisonner avec du jus de citron. Bien relever le goût. Le fromage est facultatif.
Graisser un plat ou une chaudière. Cuire au four ou aux braises

CAROTTES À LA CRÈME

INGREDIENTS

- Carottes
- Fromage râpé
- Sauce béchamel

PREPARATION

Cuire des carottes à l'eau bouillante salée. Puis découper en rondelles, les égoutter, les arroser de béchamel. Placer le mélange dans un plat allant au four ou dans une chaudière. Mettre du fromage râpé entre les couches ; soit une couche de carottes, une couche de fromage.

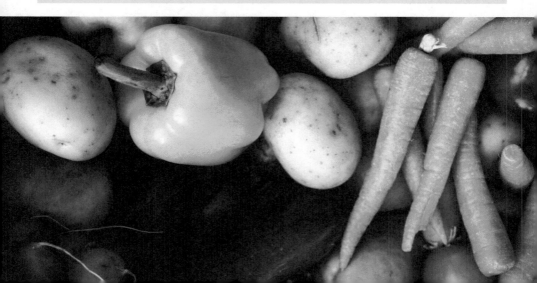

INGREDIENTS

- Oignons
- Huile d'Olive
- Tomates mûres
- Epices
- Aubergines
- Poivrons
- Courgettes
- Pommes de terre
- Navets
- persil
- Thym
- Poireaux
- Laurier
- Céleri
- Gousses d'ail émincées

PREPARATION

Peler et hacher plusieurs oignons grossièrement. Les fondre dans l'huile d'Olive sans les laisser prendre couleur. Couper des tomates mûres en quartiers, puis les ajouter aux oignons. Laisser cuire jusqu'à ce qu'elles rendent leur jus. Mettre un bouquet garni de persil, thym, poireaux, laurier, céleri et quelques gousses d'ail émincées. Détailler les aubergines et poivrons et les verser dans le mélange. Ajouter le sel.
Couvrir et laisser mijoter à feu doux.
Ajouter des courgettes en gros morceaux, des pommes de terre, des navets coupés en morceaux.
Laisser cuire sans ajouter de liquide.
Verser le tout dans une passoire et recueillir le jus que l'on réduira en une sauce épaisse.
Verser le jus réduit sur la ratatouille et servir chaud, froid ou tiède.

MACÉDOINE DE LÉGUMES

INGREDIENTS

- ¼ lb de Pommes de terre
- ¼ lb de Carottes
- ¼ lb de pois tendre ou haricots verts
- 4 œufs durs
- 4 C de jus de citron
- ¼ lb de petits pois (France, Congo, Nègre, Chousse, etc.)
- ¼ lb de navets – 8 C d'huile.

PREPARATION

Bouillir séparément les légumes coupés en dés. Les sauter au beurre.
Ajouter le jus de citron.
Ou encore les napper d'une sauce de tomate fortement relevée. Les parse-mer de noisettes de beurre faire gratiner.

MACARONI FOURRÉ

INGREDIENTS

- Macaroni Penne
- Farce bien relevé
- Sauce de tomates
- Fromage rapé

PREPARATION

Bouillir les macaronis
Préparer une farce bien relevée et l'introduire dans chaque bâtonnet.
Préparer une bonne sauce de tomates. Les napper.
Gratiner au four ou à la braise

POMMES DE TERRE FARCIES (1)

INGREDIENTS

- 6 à 8 belles pommes de terre cuites en robe des champs
- Carottes coupées en dés
- choux coupés en fines lanières
- Poireaux en dés
- Oignons,
- Persil finement hachés
- Haricots verts (pois tendre) coupés en petits dés ou lanières
- Sel
- Jus de citron

PREPARATION

Bouillir les légumes séparément. Faire revenir oignons, persil et condiments dans un peu d'huile. Ajouter les légumes cuits égouttés. Laisser mijoter un peu. Ajouter sauce de tomate (voir sauces). Rectifier le goût. Mettre une couche de pommes de terres coupées en quartiers, une couche de farce, terminer avec la pomme de terre. Napper de sauce de tomates. Gratiner au four ou à la braise.

POMMES DE TERRE FARCIES (2)

INGREDIENTS

- 6 à 8 belles pommes de terre cuites
- 2 gros oignons
- Persil
- Pain rassis trempé au lait ou à l'eau
- 1 œuf
- Pâte de tomates
- 1 bâton de beurre (facultatif)
- ¼ de fromage (facultatif)
- Epices

- Sel
- 2 boites de lait évaporé ou du lait de vache
- Piments doux

PREPARATION

Bouillir les pommes de terre, les peler et les passer au presse-purée, ou les écraser à l'aide d'un pilon, verser une boite de lait, 2 ou 3 cuillérées de beurre. Bien mélanger. Préparer une farce avec pain, œufs, oignons, épices, tomates. Préparer aussi une sauce béchamel que l'on mélangera à la farce. Bien relever le goût. Une couche de pommes de terre, puis une couche de farce. Parsemer de quelques noisettes de beurre.
Gratiner à 350° au four ou à la braise.

ŒUFS DURS

INGREDIENTS

- Oeufs
- Sauces (béchamel, blanche ou de tomates)

PREPARATION

Faire bouillir les œufs durant 12 à 15 minutes. Puis les plonger dans l'eau froide.
Se mangent chauds ou froids, en rondelles, en quartiers ou farcis ou encore nappés dans une sauce blanche, béchamel ou de tomates.

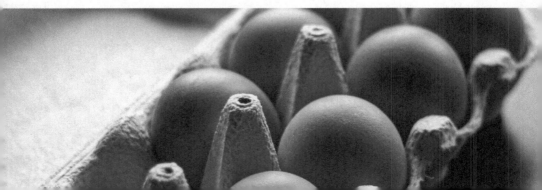

SPAGHETTI GRATINÉS

INGREDIENTS

- Spaghetti
- Bouquet garni
- Epices et condiments
- Fromage rapé
- Beurre
- Sauce béchamel
-

PREPARATION

Bouillir les spaghetti avec bouquet garni, girofle, huile. Remuer de temps à autre. Quand c'est à point, retirer du feu et égoutter. Puis badigeonner de beurre. A défaut de beurre, verser de l'eau dessus et égoutter.
Préparer une béchamel ; ajouter fromage, persil, poivron, épices. Préparer aussi une sauce aux tomates.
Mettre une couche de spaghetti, une couche de sauce béchamel, fromage, sauce tomate. Une autre couche, ajouter oignons coupés en petits dés, persil, poivrons, sauce de tomate, fromage râpé, quelques noix de beurre. Gratiner au four ou à la braise.

PÂTES AUX PETITS POIS

INGREDIENTS

- Pâtes alimentaires (macaroni ou spaghetti)
- Petits pois en conserve ou pois congo
- Oignons
- Persil
- Poivrons
- Epices et condiments
- Sel

- Huile et pâte de tomate

PREPARATION

Cuire les petits pois verts et les macaronis séparéments. Une fois cuits, égoutter les macaronis, y ajouter beurre, sauce de tomates.
Préparer les petits pois avec oignons, persil, poivrons, condiments, sel, huile et pâte de tomate.
Dans un plat allant au four, alterner une couche de pâtes puis une couche de petits pois. Terminer avec sauce de tomate, fromage râpé.
Gratiner au four ou à la braise.

MACARONI AU GRATIN

INGREDIENTS

- 2 C de beurre
- 1 gros Oignon haché
- 1 t ½ de sauce aux tomates
- 1 gousse d'ail émincé
- Sel
- 2 t de macaroni cuits, égouttés
- 4 œufs cuits, durs, coupés en dés
- 1 t ½ de fromage râpé.

PREPARATION

Fondre le beurre dans un poêle et ajouter la sauce aux tomates, l'oignon, le sel, les herbes fines, girofle, échalote, poireaux, poivrons, etc…
Laisser mijoter pendant quelques minutes.
Ajouter la moitié du fromage. Chauffer jusqu'à ce que le fromage soit fondu.
Ajouter les macaronis et les œufs. Verser dans un moule graissé ou une chaudière. Saupoudrer le dessus du reste de fromage restant.
Cuire au four ou à la braise

VIANDE VÉGÉTALE (1)

INGREDIENTS

- 1 t de pâte de tomate
- 1 t de mamba (beurre d'arachides/pistache)
- 1 t d'eau
- Citron ou Orange amère
- Olives
- 2 œufs
- Oignons
- Aïl – Persil – Echalotes – Poivrons – Poireaux -Girofle Oregano
- Sel.

PREPARATION

Diluer la pâte de tomate dans une tasse d'eau.
Mélanger une tasse de mamba à une tasse de farine dans un autre bol.
Verser la première préparation sur la deuxième.
Bien mélanger. Ajouter les 2 œufs préalablement battus avec un morceau
de citron, puis les épices et en dernier le sel.
Verser le mélange dans de petites boites de pâte de tomates ou de lait
vides préalablement graissées.
Faire cuire au bain-marie (voir notes explicatives) pendant 2 heures.
Après refroidissement complet, démouler et couper l'appareil. Frire.
Peut être servi entre 2 tranches de pain avec tomates, laitue, ou avec ba-
nanes et sauce aux oignons.

VIANDE VÉGÉTALE (2)

INGREDIENTS
Pour ceux qui n'apprécient pas le goût trop prononcé du mamba,

- 3 C de mamba (beurre d'arachides/pistache)
- 1 t de pate de tomates
- Citron ou Orange amère
- 2 C d'huile

- 2 œufs
- 4 C de farine passée au feu (grillée)
- 4 Cuillere de farine
- Oignons finement hachés
- Aïl – Persil – Echalotes – Poivrons – Poireaux -Girofle Oregano
- Sel

PREPARATION

Mettre dans un bol le mamba, et les oignons finement hachés.
Diluer une tasse de pâte de tomates ou une bouteille de sauce de tomate dans un verre d'eau puis mélanger graduellement au mamba.
Ajouter les œufs. Puis les 4 C de farine passée au feu (grillée) jusqu'à obtenir la couleur brune. Bien mélanger.
Ajouter 4 autres C de farine, le persil, thym, sel, le jus de citron, 2 C d'huile, poivrons, poireaux et autres condiments.
Cuire au bain-marie pendant 3 heures. .

VIANDE VÉGÉTALE (3)

INGREDIENTS

1ère partie [la pate]
- 8 tasses de farine
- 3 t d'eau
- 1 bouteille de Soy Sauce

2e partie [Bouillon]
- 4 t d'eau
- 3 C d'huile
- 2 t d'oignons hachés
- 1 t de céleri haché
- Soy Sauce
- ½ t de jus de tomate
- Sel à volonté
- Olives

- Poivrons
- Noix.

PREPARATION

La pâte
Faire une pâte et laisser reposer toute la nuit ou 30 minutes au moins.
Puis, laver la farine à l'eau courante jusqu'à ce que l'eau devienne claire.
Mélanger la farine pendant 5 à 8 minutes. Plus on mélange, mieux formé
en sort le gluten. Recouvrir d'eau et laisser reposer pendant 30 minutes.
Enlever l'amidon en lavant les morceaux de gluten à l'eau courante.
Déverser l'eau amidonnée fréquemment et continuer le lavage jusqu'à ce
que l'eau soit claire. Couper le gluten en pièces et les ajouter au bouillon.

Le bouillon
Faire un bouillon à laquelle on ajoute tous les ingrédients : huile, oignons,
etc… puis la pâte. Laisser mijoter pendant 15 minutes.
Recouvrir et laisser cuire pendant 30 à 45 minutes. enlever la pâte, laisser
refroidir et couper en petits morceaux.
Passer dans les œufs, ail en poudre, chapelure, frire.
Peut se conserver plusieurs jours au congélateur avant de frire.

POMMES DE TERRE ANANAS

INGREDIENTS

- Purée de pomme de terre
- Macédoine de légumes
- beurre
- chapelure
- tiges vertes de poireaux

PREPARATION

Préparer une bonne purée ferme à déposer sur un plat beurré allant au four, de manière à imiter la forme d'un ananas.
Creuser le centre. Remplir à volonté de macédoine de légumes. Reformer l'ananas.
Enduire de beurre et de chapelure. Imiter les aspérités de la surface avec des tiges vertes de poireaux. Ajouter des feuilles.
Décor pour buffet ; autrement dit, Table Garnie.

AUBERGINES GRATINÉES

INGREDIENTS

* Aubergines
* Huile
* Sofrito
* Fromage rapé
* Chapelure

PREPARATION

Peler des aubergines. Les couper en tranches. Les faire revenir dans l'huile à feu doux jusqu'à coloration de la chair. Les déposer dans un plat à gratin ou dans une chaudière. Les recouvrir d'une couche de sofrito (voir notes explicatives). Saupoudrer de persil. Finir par une couche d'aubergines. Verser une crème au fromage sur la dernière couche. Saupoudrer de fromage râpé ou de chapelure (voir notes). Cuire au four à 230° pendant 10 minutes. Baisser ensuite la température à 190°.
Compter encore 25 minutes pour permettre au nappage de gonfler et dorer. En cas de braises, elles doivent être brûlantes au début.
Enlever ensuite une partie pour permettre à l'appareil de dorer.

INGREDIENTS

- 3 gros oignons
- ½ t de beurre
- Condiments divers
- 1 t de Sauce de tomate
- Pain trempé au lait
- Sauce béchamel
- Chapelure
- Girofle
- Epices
- Citron ou Orange amère

PREPARATION

Choisir des oignons assez gros. Couper le tiers supérieur. Les creuser et laisser une bordure de 1 cm ½ ou 2.
Les laisser dégorger ; c'est à dire tremper dans une eau fraiche salée. Hacher la partie enlevée et la faire revenir dans du beurre. Y ajouter la farce préparée avec pain, fromage, épice, béchamel. Bien assaisonner. Garnir les oignons ; les ranger sur un plat beurré ou dans une chaudière. Les mouiller avec la sauce de tomates. Saupoudrer de chapelure et de noisettes de beurre. Gratiner au four ou à la braise.

POMMES DE TERRE RISSOLÉES

INGREDIENTS

- Huile
- Pomme de terre
- Gousses d'ail

PREPARATION

Sur feu doux, mettre dans une poêle une quantité suffisante d'huile ou de beurre avec des gousses d'ail non pelées. Ajouter les pommes de terre et recouvrir. Secouer la poêle de temps à autre. Attendre que les pommes de terre soient croustillantes et dorées. Durant la cuisson, soulever le couvercle à l'horizontale par moments et essuyer la condensation. Ne pas éplucher les pommes de terre. Si elles sont grosses, les couper en morceaux, les laver et les sécher avant de les mettre au feu. Elles se mangent avec la pelure.

POMMES DE TERRE FARCIES

INGREDIENTS

- Grosses et belles pommes de terre
- Crème fraîche
- beurre
- Epices et condiments
- fromage râpé

PREPARATION

D'abord, laver et frotter les pommes de terre. Les cuire au four. Les disposer sur une plaque ou la grille de votre four préchauffée à 190° degrés. Lorsqu'elles sont à point, les retirer du four et enlever délicatement la partie supérieure. Retirer la chaire et la passer au tamis. Ajouter crème fraiche et beurre. Bien assaisonner.
Remplir les pelures de ce mélange en laissant un puits au centre. Saupoudrer de fromage râpé et terminer par un morceau de beurre. Remettre au four jusqu'à ce que les pommes de terre soient dorées.

PAIN DE MACARONI

INGREDIENTS

- 1 paquet de macaroni
- 1 t de fromage râpé
- 1 t de lait
- 1 t de mie de pain
- 3 œufs
- Sel
- Poivrons
- Persil
- Chapelure
- Epices
- Oignons
- Olives
- 2 C de beurre
- Eau bouillante.

PREPARATION

Cuire les macaronis.

Faire revenir l'oignon, le poivron, le persil, les épices, les olives dans le beurre. Retirer du feu.

Ajouter les macaronis cuits et égouttés ainsi que les jaunes d'œufs battus, le pain trempé au lait et l'assaisonnement.

Ajouter en dernier les blancs d'œufs battus en neige.

Verser dans un moule graissé et recouvert d'un papier beurré.

Cuire au bain-marie pendant 45 à 60 minutes.

Servir avec sauce de tomates

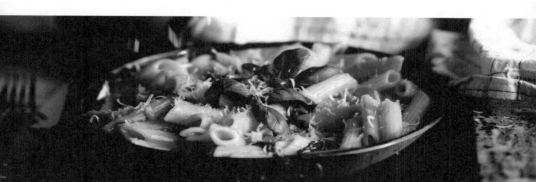

INGREDIENTS

1ère Etape : *faire une pâte brisée*
- 1 lb de farine
- 2/3 t de beurre ou 1 bâton et 2/3 (voir notes)
- 1 t d'eau
- 1 c de sel

2e etape
- 1 C d'huile
- 1 C de beurre
- 3 C de lait
- Epices
- ¾ lb de macaron
- 2 œufs
- ¼ t de fromage râpé
- Pâte de tomates.

PREPARATION

Faire bouillir les macaronis. Les accommoder à la sauce de tomates. Les retirer du feu.

Y ajouter les œufs battus, le lait, un peu de fromage râpé.

Introduire cette préparation ente deux couches de pâte brisée en l'intercalant de fromage râpé.

Dorer à l'œuf et faire cuire au four à 350°.

RIZ GRATINÉ

INGREDIENTS

- Riz
- Huile
- sel

- Farce de petit pois aux légumes
- Beurre
- Fromage râpé

PREPARATION

Cuire du riz blanc à raison de 2 t d'eau pour 1 t de riz ou 2 gobelets d'eau pour un gobelet de riz, avec huile, sel. Préparer une farce de petits pois ou de légumes. Alterner une couche de petits pois, une couche de riz. Terminer par le riz qu'on aura parsemé de noisettes de beurre et de fromage râpé.

▶ Même procédé pour le blé gratiné ; mais utiliser 1 gobelet et ½ d'eau pour un gobelet de blé ; 1 t ½ d'eau pour une tasse de blé.

RÉGENTE

INGREDIENTS

- 4 t de maïs moulu
- 4 t d'eau pour tremper le maïs
- 2 à 4 t de lait
- 1 oignon coupé en dés
- 3 jaunes d'œufs
- 1 C maitre d'hôtel d'huile
- Thym – Ail – Persil – Poivron
- Sel
- Farce bien relevée

PREPARATION

Faire revenir les oignons et les épices dans l'huile. Ajouter l'eau utilisée pour tremper le maïs. Ajouter du sel. A l'évaporation de l'eau, bien battre le maïs à l'aide d'une cuillère en bois. Ajouter le lait. Continuer à battre pour rendre le maïs collant. Terminer la cuisson à l'étouffée après avoir mis la farce déjà cuite. Laisser refroidir en l'étalant sur un plateau. Le couper en carrés. Les dorer au jaune d'œufs et faire frire à l'huile chaude.

TOURTE AUX LÉGUMES
INGREDIENTS

- Pâte demie-feuilletée
- Oeufs durs
- fromage haché
- Oignons
- Persil
- Sauce de Tomates
- Sel
- Legumes bouillies

PREPARATION

Préparer une pâte demie feuilletée diviser en 2 parties.
Prendre un plat allant au four, la tapisser d'une partie de la pâte, y ajouter des morceaux d'œufs durs, de légumes, de fromage haché, d'oignons coupé en dés, de persil. Mouiller avec un liquide fait d'eau de cuisson de légumes et de sauce de tomates. Ce liquide ne doit pas atteindre la croûte. Aromatiser en saupoudrant de sel, d'oignons hachés et d'une grande quantité de persil fraichement haché.
Recouvrir la tourte et badigeonner la surface d'un œuf battu mélangé à très peu d'eau.
Mettre au four.

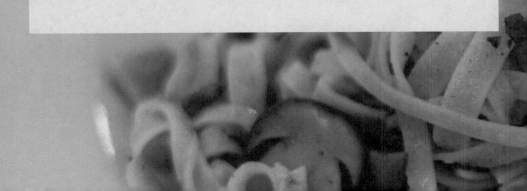

SPAGHETTI GRATINÉS

INGREDIENTS

- Spaghetti
- Beurre
- Sauce béchamel
- Fromage
- Persil
- Poivron
- Epices
- Sauce de Tomates

PREPARATION

Bouillir les spaghetti avec bouquet garni, girofle, huile. Remuer de temps à autre. Quand c'est à point, retirer du feu et égoutter. Puis badigeonner de beurre. A défaut de beurre, verser de l'eau froide dessus et égoutter. Préparer une béchamel ; ajouter fromage, persil, poivron, épices. Préparer aussi une sauce aux tomates.

Mettre une couche de spaghetti, une couche de sauce béchamel, fromage, sauce tomate. Une autre couche, ajouter oignons coupés en petits dés, persil, poivrons, fromage râpé, quelques noix de beurre, sauce de tomate. Gratiner au four ou à la braise.

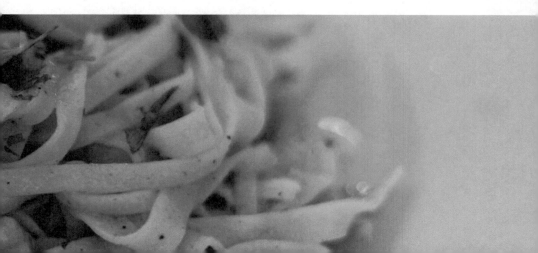

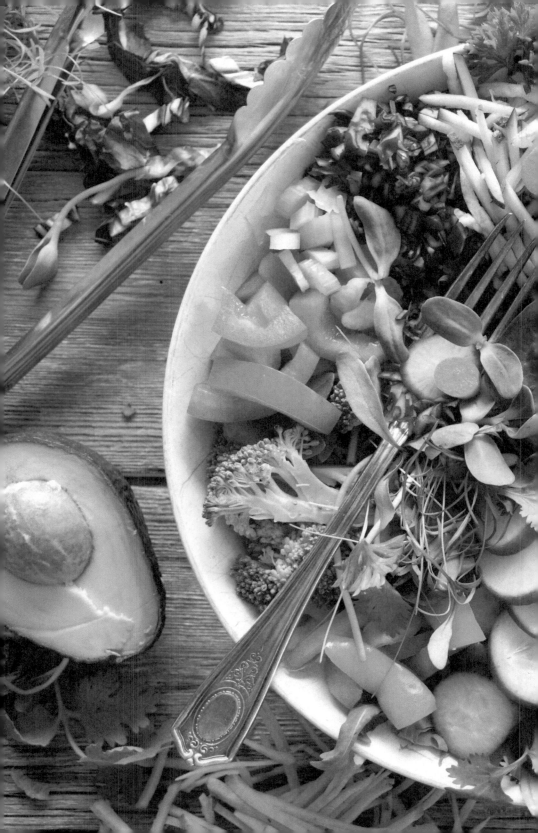

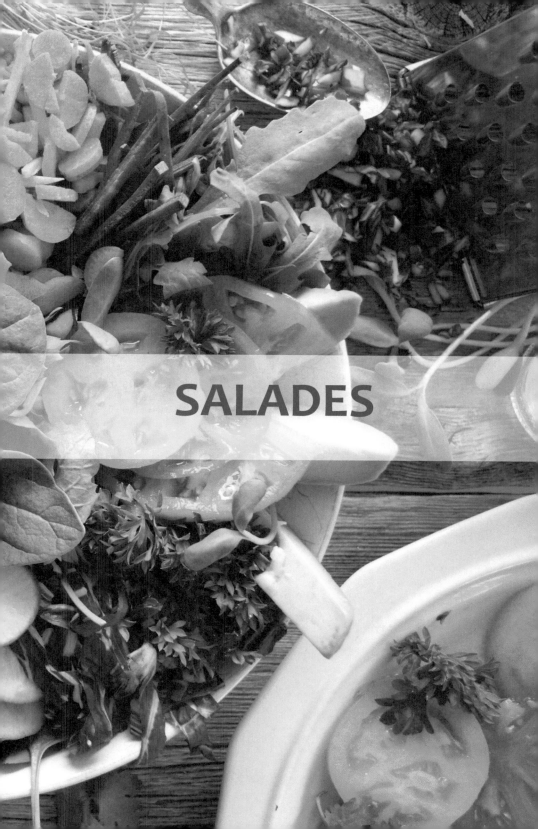

SALADES

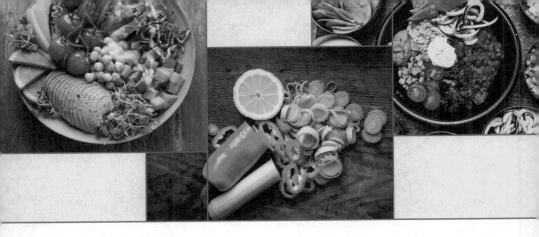

LA SALADE ACCOMPAGNE LE PLAT PRINCIPAL.

Tout menu qui se respecte doit comporter des crudités sous une forme ou sous une autre. Elles apportent minéraux et vitamines.

COMMENT LES SERVIR

On les sert accompagné d'assaisonnement : Aïoli, Vinaigrette, Mayonnaise.

QUELQUES ASSAISONNEMENTS

AÏOLI

INGREDIENTS

- 10 dents d'ail
- 1 tasse d'huile d'olive
- 3 jaunes d'œufs
- Du jus de citron
- 1 C d'eau tiède

PREPARATION

Réduire l'ail en pâte à l'aide d'un mortier et d'un pilon ou malaxeur.
Ajouter une pincée de sel, les jaunes d'œufs, puis l'huile que l'on verse en
filet tout en tournant avec le pilon. Continuer jusqu'à l'obtention d'une
pâte épaisse. Lorsque l'équivalent de 3 à 4 C d'huile aura été versé, ajouter
le jus de citron et 1 C d'eau tiède. Continuer à verser l'huile jusqu'à nouvel
épaississement. Ajouter quelques gouttes de jus de citron puis progressivement ajouter l'aïoli en tournant avec le pilon sans discontinuer.

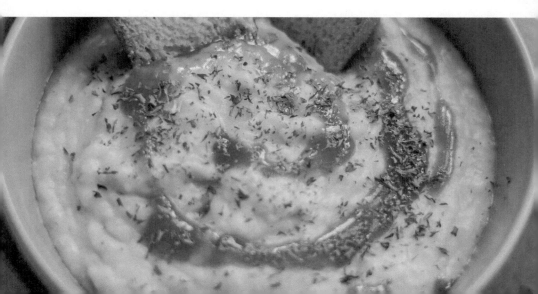

VINAIGRETTE -1

INGREDIENTS

- Sel
- Jus de citron
- Huile d'olive
- Oignon râpé
- Persil haché

PREPARATION

Mettre du sel dans un saladier. Verser le jus de citron dessus. Remuer jusqu'à dissolution du sel. Ajouter 3 ou 4 C d'huile d'olive pour le jus d'un citron selon l'acidité et le goût. Ajouter l'oignon et le persil hachés.

VINAIGRETTE -2

INGREDIENTS

- Ail
- Huile d'olive
- Jus de citron

PREPARATION

Ecraser l'ail. Le mélanger à une quantité égale d'huile d'olive et de jus de citron. Remuer suffisamment pour que le tout forme un mélange homogène. A noter que trop remuer pourrait faire perdre à l'huile ses essences aromatiques

VINAIGRETTE -3

INGREDIENTS

- Ail
- Huile d'olive
- Jus de citron
- Moutarde
- Sel
- Persil
- Oignons
- Echalotes

PREPARATION

Fondre au fond de la saucière une pincée de sel dans une cuillère à soupe de jus de citron. Ajouter 3 C d'huile. Mélanger le tout. Ajouter oignons, échalotes, persil émincés, moutarde, œufs durs hachés. Frotter de l'ail au fond de la saucière avant de verser la vinaigrette.

VINAIGRETTE -4

INGREDIENTS

- 2 C d'huile d'olive
- Du jus de citron
- Oignon émincé
- Quantité minime de sel
- 3 C de crème fraiche
- Du persil haché

PREPARATION

Mélanger d'abord l'huile, le jus de citron, l'oignon et le sel. Ajouter la crème fraiche et le persil. Convenable pour les légumes râpés.

SALADE DE TOMATES

INGREDIENTS

- Tomates
- Oignons
- Persil

PREPARATION

Couper les tomates en tranches fines, les assaisonner, les ranger dessus les oignons coupés en anneaux avec le persil haché dans chacun d'eux.

TOMATES PANACHÉES

INGREDIENTS

- Tomates
- Oeufs durs

PREPARATION

Couper les tomates en tranches. Les disposer sur un plat en alternance avec des œufs durs coupés en rondelles minces. Assaisonner.

SALADE DE LAITUE À LA TOMATE

INGREDIENTS

- Laitue (1 ou 2)
- 6 belles tomates
- 3 C d'huile
- 1 C de jus de citron
- Persil haché.

PREPARATION

Laver la laitue et la rincer à l'eau additionnée de Javel. Ajouter une partie de l'assaisonnement et bien mélanger. Couper les tomates en rondelles, les disposer en couronne autour de la laitue, puis arroser avec le reste de l'assaisonnement.

SALADE RUSSE

INGREDIENTS

- 1 t de carottes
- 1 t de petits pois
- 1 t de pommes de terre
- 1 C d'huile
- 1 C de jus de citron
- 1 œuf
- Sel
- Laitue
- Mayonnaise ou Crème fraiche
- Persil

PREPARATION

Hacher les légumes crus en dés, les assaisonner au goût, les arroser d'huile et de jus de citron, les déposer sur des feuilles de laitue. Décorer avec œufs et persil.

SALADE DE POMMES DE TERRE AUX ŒUFS

INGREDIENTS

- 3 t de Pommes de terre cuites coupées en dés
- 2 C de Cornichon
- 2 à 3 C de Persil
- 2 C de jus d'oignon
- Poivrons verts
- Poivrons rouges
- 1 t de céleri
- 3 œufs
- Olives

PREPARATION

Hacher le céleri, les cornichons, le persil, les œufs cuits durs. Mélanger le tout aux pommes de terre cuites. Les arroser de sauce à salade (Jus d'oignons) et les déposer sur les nids de laitue avec de la crème fraiche.

TOMATES À LA BRETONNE

INGREDIENTS

- Tomates
- Petits pois cuits
- Mayonnaise

PREPARATION

Enlever une rondelle du côté de la queue des tomates. Les évider sans les abimer.
Les remplir de petits pois cuits ou de haricots verts coupés en dés (pois tendres)
Assaisonner à la mayonnaise.

SALADE DE CAROTTES

INGREDIENTS

- Carottes
- Jus de citron
- Sel fin
- Huile d'olive
- Fromage râpé
- Mayonnaise
- Persil

PREPARATION

Râper des carottes. Y ajouter jus de citron, sel fin à volonté, huile d'olive, fromage râpé ou de la mayonnaise. Décorer avec des branches de persil.

SALADE DE CHOUX

INGREDIENTS

- Choux
- Tomates
- Petits Pois

PREPARATION

Laver les choux, les couper en fines lanières, ajouter sauce à salade ou vinaigrette. Décorer avec tomates coupées en quartiers et petits pois.

SALADE DE POMMES DE TERRE (1)

INGREDIENTS

- Pommes de Terre
- Oeufs
- Sel
- Huile
- Jus de Citron
- Olives
- Oignons
- Poivrons rouges
- Mayonnaise
- ½ tasse de lait évaporé
- Fromage

PREPARATION

Bouillir les pommes de terre, les couper en dés. Bouillir 6 œufs. Enlever les jaunes, les écraser, ajouter du sel, huile, jus de citron, olives. Couper la partie blanche en dés, les mélanger à la pomme de terre, des oignons râpés et des poivrons rouges coupés en dés. Mélanger le tout. Ajouter la mayonnaise, le lait évaporé, fromage, sel fin à volonté.

SALADE DE POMMES DE TERRE (2)

INGREDIENTS

- Pommes de Terre
- Petits pois
- Crème fraiche

PREPARATION

Bouillir les pommes de terre, les couper en petits carrés. Ajouter des petits pois bouillis ou en conserves. Faire un mélange. Arroser de sauce à salade ou de crème fraiche. Décorer au goût.

SALADE ITALIENNE

INGREDIENTS

- Pommes de Terre
- Carottes
- Betteraves
- Haricots verts (pois tendres)
- Petits Pois
- Sauce- Mayonnaise
- Persil.

PREPARATION

Dresser cette macédoine en pyramide en séparant les couleurs.

SALADE DE CRESSON À L'ANGLAISE

INGREDIENTS

- Pommes de Terre
- Cresson
- 2 œufs durs
- Persil haché
- Huile
- Jus de Citron

PREPARATION

Couper en rondelles les pommes de terre préalablement cuites et les déposer dans un plat. Assaisonner. Disposer le cresson préalablement assaisonné, puis déposer dessus les œufs durs coupés en rondelles. Parsemer de persil haché.

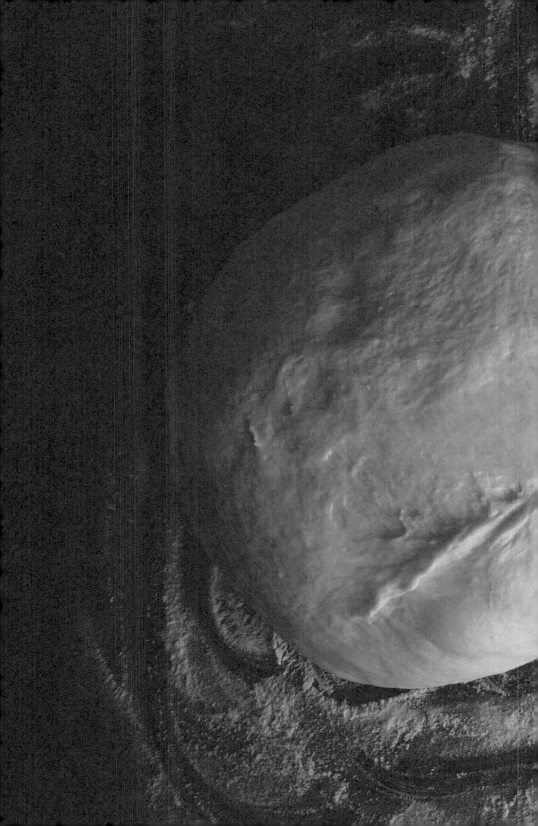

Céréales et pâtes

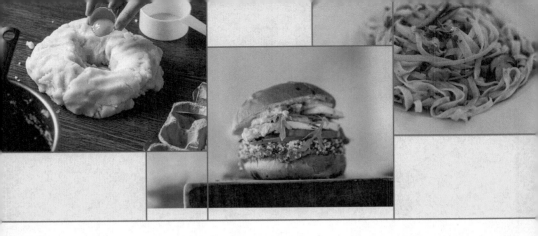

LES CÉRÉALES APPORTENT À L'ORGANISME LES PROTIDES, LES GLUCIDES, LES SELS MINÉRAUX ET TRÈS PEU DE LIPIDES

.

LES PÂTES, ELLES, SONT TRÈS NOURRISSANTES. ELLES SONT PAUVRES EN ÉLÉMENTS MINÉRAUX ET EN VITAMINES ; MAIS RICHES EN AMIDON ET EN GLUTEN.

Les Principaux Céréales : Blé, maïs, riz, mil, millet (Gros mil aussi appelé sorgho).

COMMENT LES SERVIR

Les céréales et les pâtes servent d'accompagnement au plat principal.

RIZ AU FROMAGE

INGREDIENTS

- 1 t de riz
- 1 t d'eau
- 2 C de beurre
- 2 t de lait
- ½ t de fromage
- 2 C de farine.

PREPARATION

Cuire le riz à l'eau bouillante salée.
Après évaporation, verser 1 t de lait chaud et continuer la cuisson.
Préparer une sauce béchamel avec le reste de lait. Ajouter le fromage
râpé. Mélanger. Saupoudrer de chapelure au beurre et gratiner au four ou
aux braises.

RIZ À LA TURQUE

INGREDIENTS

- Riz
- Epices
- Huile
- Oignons
- Pâte de Tomate
- Macédoine de Légumes (différentes sortes de légumes) ;

PREPARATION

Blanchir les légumes, les faire revenir dans un peu d'huile avec pâte de
tomates.
Cuire le riz comme à l'ordinaire avec pâte de tomates, épices, huile, oignons et sel.
Verser les légumes au moment de mettre à l'étouffée.

PREPARATION DES PÂTES ALIMENTAIRES

Les jeter à l'eau bouillante salée. Ajouter 2 C d'huile par litre d'eau pour empêcher aux pâtes d'adhérer au fond du récipient. Bouillir 5 minutes à feu vif, puis diminuer le feu afin que les pâtes cuisent presque sans bouillir. 10 à 20 minutes selon la qualité et la grosseur des pâtes. Parce que les spaghetti ne sont pas creux, leur cuisson exige plus de temps que les macaroni. Entre temps, les tourner constamment. Lorsqu'ils sont à point, les égoutter et y ajouter du beurre en les remuant ou les passer à l'eau froide et bien les égoutter.

OMELETTE AUX PÂTES

INGREDIENTS

- Macaroni
- Oeufs
- Lait
- Beurre

PREPARATION

Défaire les macaroni cuits pour qu'elles ne forment de paquet. Délayer les œufs avec du lait. Ajouter ce mélange aux pâtes. Mettre un peu de beurre dans la poêle et chauffer. Verser dessus les pâtés et laisser dorer su-dessus comme une omelette. La tourner sur une assiette ; mettre un peu de beurre dans la poêle et y glisser l'autre face pour la faire dorer. Servir bien chaud.

SPAGHETTI À LA VÉNITIENNE

INGREDIENTS

- 1 lb de spaghetti
- 1 t de sauce aurore
- ¼ lb de fromage
- 1 oignon
- 1 g de pommes de terre
- Persil

PREPARATION

Préparer les spaghetti et les mélanger à la sauce Aurore ou Chinay (Béchamel + Sauce Tomate). Ajouter une poignée de fromage râpé et l'oignon émincé.

Beurrer un plat en pyrex. Faire une couronne avec les spaghetti, mettre les pommes de terre coupées en rondelles et rissolées au beurre.

Gratiner au four ou à la braise.

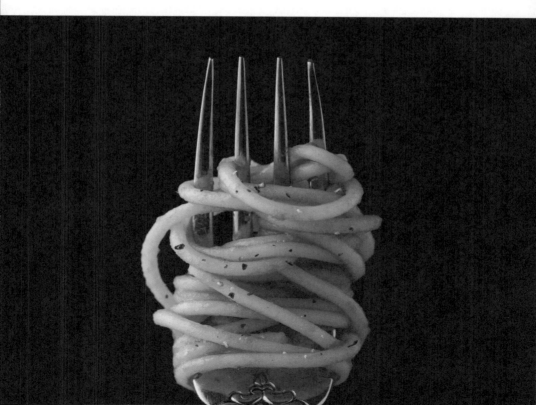

INGREDIENTS

- 1 t de farine complète
- 5 t de farine blanche
- 1 t de lait en poudre
- 1 C de sel
- 4 t d'eau
- 2 C de levure
- 1 t d'eau tiède
- 1 C de sucre brun
- 2 C d'huile et beurre.

PREPARATION

Mettre l'eau, le sel, l'huile, le beurre dans un bol.
Mettre 1 t d'eau tiède dans un autre bol et y ajouter la levure et le sucre.
La levure doit monter à la surface de l'eau.
Mélanger, dans un autre récipient, la farine blanche, la farine complète et le lait en poudre. Faire une fontaine. Y verser les autres mélanges et pétrir pendant 10 minutes. En pétrissant, couper la pâte comme si on la déchirait avec les mains. Souffler dessus avec un ventilateur ou, à défaut, avec la bouche.
La pâte doit être lisse. Ne doit pas coller aux doigts, non plus à la planche. La ramasser en boule la déposer dans un grand bol graissé avec de l'huile, puis la retourner. Couvrir d'un torchon et mettre à lever dans un placard ou dans un four non allumé.
Environ 3 heures après, repétrir la pâte et lui donner la forme voulue.
Laisser reposer encore. Puis mettre au four pour 30 à 40 minutes selon la grosseur des pains.
N.B. : La farine complète peut être obtenue en faisant moudre le blé.

PAIN BRIOCHE

INGREDIENTS

- 12 t de farine blanche
- ¾ t de lait en poudre
- 4 t d'eau
- 3 œufs
- 1 C de levure
- 1 de sel
- ½ t d'huile.

PREPARATION

Procéder comme pour le pain complet.
N. B. Pour obtenir ..., remplacer l'huile par ¾ ou 1 bloc de beurre fondu

PAIN DE RAISIN

INGREDIENTS

- 1 lb de farine
- 2 t de raisin
- 3 C de beurre
- 1 t de sucre
- 1 t de lait
- 5 c de poudre d'élévation
- 2 œufs

PREPARATION

Mettre dans un bol, la farine et les raisins. Faire un creux au milieu puis y verser le sucre, le sel et le beurre. Pour un instant, pétrir légèrement avec les doigts. Ensuite battre les œufs entiers. L'incorporer à la pâte. Verser le lait en tournant quelques minutes avec une cuillère en bois ou une spatule. Pour terminer, mettre les 5 c de poudre d'élévation ou baking. Mettre dans des moules beurrées et saupoudrées de farine. Dorer avec jaune d'œufs. Mettre au four

SANDWICH

Le sandwich est un mets constitué de 2 tranches minces de pain entre lesquelles on place fromage, œufs, volaille, etc.

Le Sandwich est fait avec ou des petits pains au lait ou de 2 tranches de pains entre lesquelles on met une préparation bien relevée. Il n'est jamais dur. Après les avoir garnis, toujours les envelopper dans un torchon humide, bien propre ou dans des sachets en plastic pour les conserver bien frais.

Au moment de faire les sandwichs, pour ne pas les briser, les tartiner avec le beurre et la garniture au choix. Tartiner et garnir une tranche, l'autre servira à recouvrir le tout. A ce moment-là, enlever la croûte du pain avec un couteau aiguisé ou des ciseaux habiles ; ensuite, les couper en deux par le milieu.

SANDWICH AU FROMAGE (1)

INGREDIENTS

- Tranche de fromage
- Tranches de Pain
- Beurre
- Laitue
- Tomates
- Moutarde (facultatif)

PREPARATION

Placer une fine tranche de fromage entre 2 tranches de pain. L'une recouverte de beurre, l'autre de moutarde (facultatif). Y mettre laitue et tomate en rondelles.

SANDWICH AU FROMAGE (2)

INGREDIENTS

- Fromage rapé
- Tranches de Pain
- Beurre
- Lait évaporé
- Oignons
- Persil
- Poivrons
- Sel fin

PREPARATION

Mélanger beurre, fromage râpé, lait évaporé, oignons hachés en petits dés, persil finement haché, poivrons rouges et verts coupés en petits dés, sel fin. Tartiner les tranches de pain de ce melange. Servir
On peut se servir de fromage fondue en quartier

SANDWICH AUX ŒUFS DURS (1)

INGREDIENTS

- Pains
- Oeufs
- Beurre ramolli
- Sauce de tomate
- Sel
- Persil
- Jus de citron

PREPARATION

Bouillir les œufs, les ecraser une fois bouilli, les mélanger à du beurre ramolli, sauce de tomate, sel, persil, jus de citron. Mettre entre les tranches de pains

SANDWICH AUX ŒUFS DURS (2)

INGREDIENTS

- Pains
- Oeufs
- Beurre ramolli
- Sauce de tomate
- Sel
- Persil
- Jus de citron

PREPARATION

Bouillir et couper les œufs durs en rondelles.
Préparer une farce comme indiqué précédemment. Tartiner les tranches de pains et intercaler les rondelles d'œufs.

SANDWICH AUX CRESSONS

INGREDIENTS

- Pains
- Oeufs
- Beurre
- Sel
- Cresson
- Persil
- Jus de citron

PREPARATION

Pain tartiné de beurre, sel, oignons, persil, jus de citron, rondelles d'œufs durs, cresson.

SANDWICH AUX TOMATES

INGREDIENTS

- Pains
- Oignons
- Beurre
- Sel
- Tomates
- Persil
- Jus de citron

PREPARATION

Tartiner ou beurrer le pain. Ajouter tomate arrosée de jus de citron, sel, persil finement haché, oignons en fines rondelles arrosées de jus de citron et sel.

QUELQUES TYPES DE BEURRE À TARTINER

Beurre de fromage : Beurre + Fromage râpé + Epices
Beurre de tomates : Beurre + Sauce de tomate + Jus de Citron +Epices
Beurre d'olives : Beurre + Olives + Epices

Ces beurres peuvent aussi garnir les tartelettes, barquettes, cornets, etc.

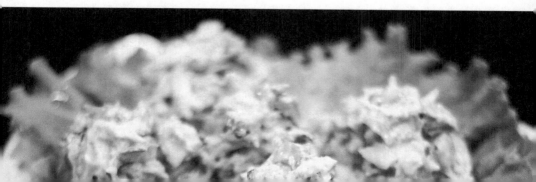

PÂTE BRISÉE (1)

INGREDIENTS

- 2 t de farine
- 1 Bâton de beurre ; c'est à dire la moitié d'un bloc ou ½ t
- ½ t (4 oz) d'eau ou de lait
- ½ c de sel
- ¼ c de sucre

PREPARATION

Tamiser la farine, la verser sur une planche à pâtisserie. Creuser une fontaine au milieu de la farine. Y mettre le beurre et l'eau contenant le sel et le sucre. Pétrir la farine du bout des doigts. La pâte est à point lorsqu'elle ne colle plus aux doigts. Elle est alors lisse et homogène. Si le beurre est trop gras, ajouter une tasse de farine. La quantité d'eau dépend de la qualité de la farine.

PÂTE BRISÉE (2)

INGREDIENTS

- 2 t de farine
- 1 bâton de beurre
- 1 c de sel
- 1 œuf
- 1 c de poudre d'élévation
- 1 t de lait ou d'œuf

PREPARATION

Faire une fontaine dans la farine, y mettre la matière grasse, le baking, l'œuf entier. Même préparation que la pâte #1. Avec ces deux types de pâtes, on peut préparer des pâtés, des tartes, des biscuits, des tartelettes, des barquettes, etc.

INGREDIENTS

- 1 lb de farine
- ½ lb de Mantèque
- 1 t d'eau
- 1 c de sel
- 1 pincée de sucre

PREPARATION

Mettre la farine sur la table. Introduire le 1/3 de la matière grasse à l'aide de 2 couteaux.

Ajouter petit à petit de l'eau salée glacée. Puis mélanger avec rapidité sans pétrir.

Envelopper cette pâte d'un torchon humide et la mettre au repos en un endroit frais ou au réfrigérateur pendant 15 à 20 minutes. Saupoudrer la pâte de farine et l'étendre au rouleau saupoudré aussi de farine. Lui donner une forme triangulaire, la diviser en trois parties égales (seulement faire la marque avec un couteau. Partager le reste de crisco en trois parties égales.

Le premier tiers (1/3) servira pour le premier tour, Prendre la moitié de ce tiers (1/3) et graisser les 2/3 de la pâte étendue et la replier en trois en commençant par la partie qui n'a pas été graissée.

Etendre la pâte une deuxième fois en la changeant de sens. Graisser les 2/3 et replier. Mettre au repos pour 15 minutes. C'est le premier tour. Recommencer cette même opération 2 fois de suite. Faire une pause de 15 minutes entre chaque opération.

N.B. Ne pas graisser les rebords pour éviter le durcissement de la pâte. Trop de farine sur la table ou sur le rouleau sèche la pâte et lui fait perdre ses proportions. Saupoudrer de préférence à la passoire. La pâte feuilletée est prête pour des tartes, vol-au-vent, bouchées, doigts de palmiers, pâtés, etc.

PÂTE À CHOUX

INGREDIENTS

- 2 t de lait ou d'eau
- ¾ t de beurre
- Une pincée de sel
- 1 c à café de sucre
- 1 t de farine
- 1 c de poudre d'élévation
- 1 ou 2 œufs

PREPARATION

La pâte à choux est sucrée ou salée selon l'emploi. Les choux se servent tels quel ou garnis de crème. Pour faire la pâte à choux, on se sert d'une marmite ou d'une casserole. On y met le lait ou l'eau, le beurre, le sel ou le sucre selon le cas. Faire bouillir.

Verser en pluie d'un seul coup dans le lait ou dans l'eau, en pleine ébullition, farine mélangé a la poudre d'élévation tamisées.

Retirer du feu immédiatement et, en vitesse, travailler la pâte avec une cuillère en bois pour obtenir une pâte lisse.

Remettre sur le feu, continuer à battre jusqu'à ce qu'elle ne colle plus à la cuillère, ni à la casserole. Hors du feu, ajouter 1 ou 2 œufs entiers non fouettés en battant fortement le mélange. Laisser reposer 2 à 3 heures avant de s'en servir.

PÂTE À FRIRE

INGREDIENTS

- ¾ t de farine
- ¾ t d'eau
- 1 C d'huile,
- une pointe de levure
- 1 oeuf

PREPARATION

Battre ensemble la farine, l'eau, l'huile, le levure, le jaune d'œuf et laisser reposer 10 à 15 minutes. Au moment de s'en servir battre en neige un blanc d'œuf. L'incorporer légèrement à la pâte.
Sert à faire des beignets de fruits, des marinades, etc. Pour les beignets, elle est sucrée, délayée avec du lait. Pour les marinades, elle est salée, délayée avec de l'eau.

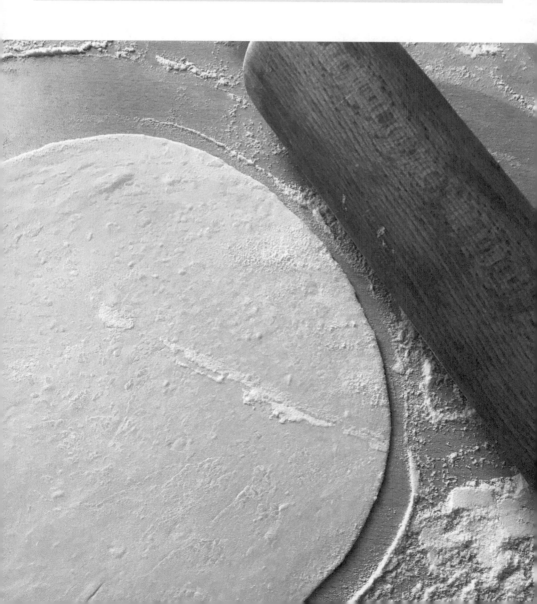

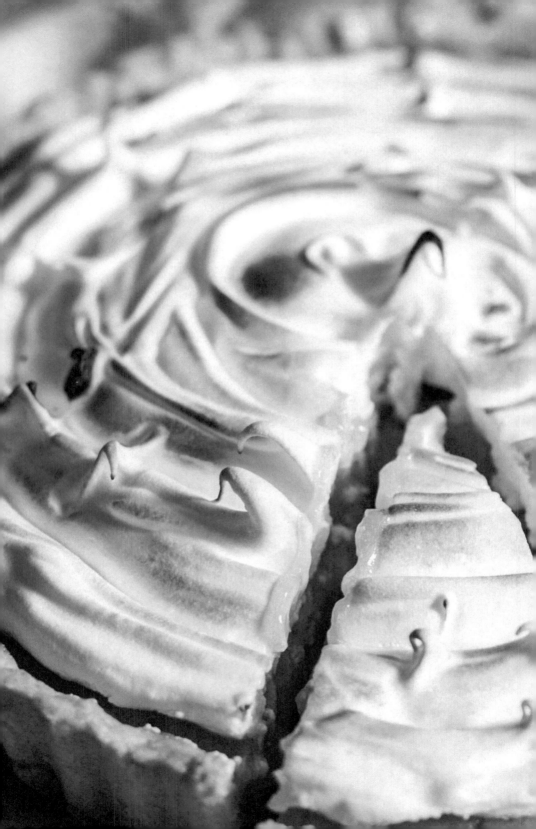

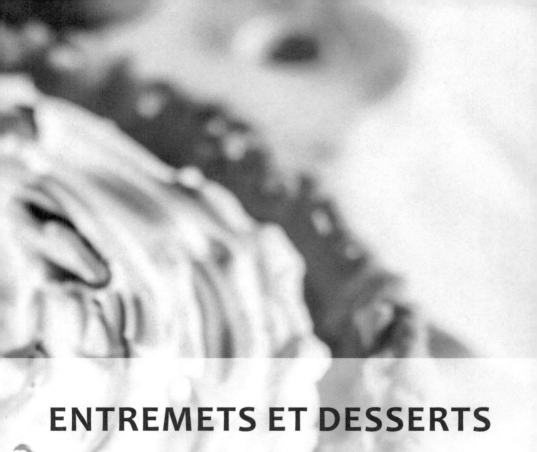
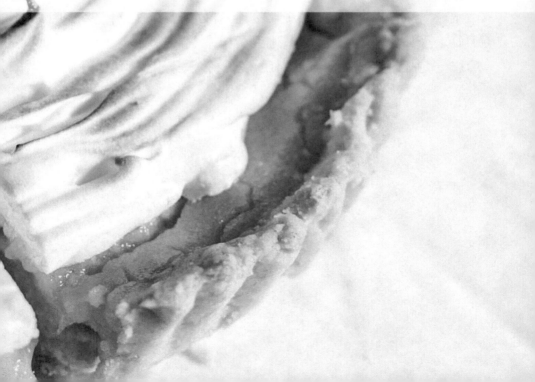

ENTREMETS ET DESSERTS

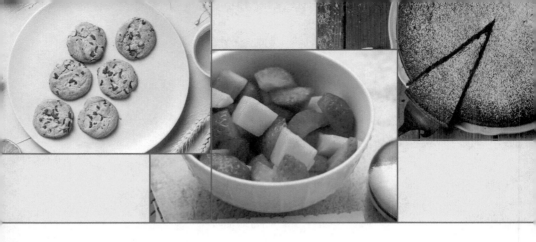

LES ENTREMETS, CE SONT DES PLATS QUI FONT SUITE À LA SALADE. ILS PEUVENT ÊTRE CHAUDS, FROIDS OU GLACÉS. LE SOIR, SERVIR DE PRÉFÉRENCE DES FRUITS NATURELS.

LE DESSERT EST LE DERNIER SERVICE D'UN MENU.
LES TOASTS, SORTE DE CANAPÉS RÔTIS OU GRILLÉS, SUR LESQUELS ON ÉTEND DE LA PÂTE OU DU BEURRE À TARTINER, SE PORTENT AU DESSERT.

GÂTEAU DE PATATE

INGREDIENTS

- 6 patates moyennes
- 2 C de mantègue
- 4 œufs
- 2 figues écrasées
- Gingembre
- 1 lb de sucre
- 2 bâtons de beurre ou un bloc
- 1 t de lait
- Sel
- Muscade
- Cannelle
- Essence Vanille.

PREPARATION

Bouillir les patates. Les écraser. Ajouter le gras ainsi que les œufs battus, le sucre. Ajouter aussi le lait, la noix de coco râpé, les épices et la vanille. Au four à 350o ou braises.

PAIN DE PATATE

INGREDIENTS

- 3 t de sucre
- 3 t de jus de coco
- 4 figues écrasées
- 2 C de beurre
- Muscade
- Cannelle
- 5 t de patates râpées
- 2 t de lait
- 3 c de sel
- 1 ou 2 œufs
- 2 C d'huile
- Vanille
- Gingembre.

PREPARATION

Râper les patates. Les mettre dans un grand bol avec le sucre, le lait et tous les autres ingrédients. Râper les cocos, en extraire le jus à l'aide de l'eau chaude et l'ajouter au mélange. Faire cuire. Après cuisson, mettre 2 C de vanille, graisser un moule ou une chaudière et verser la préparation, ajouter cerise ou raisin. Mettre au four ou entre les braises.

INGREDIENTS

- 3 t de Fruit à Pain
- 1 t ½ de sucre
- 1 t de jus de coco
- 1 C ½ de poudre d'élévation
- ½ t de raisins secs
- 1 t de farine
- ½ t d'huile végétale
- 3 œufs
- ½ t de coco râpé
- Cannelle
- Muscade
- Zeste de Citron
- Sel

PREPARATION

Mettre dans un bol les œufs, les aromates puis les fouetter. Ajouter sucre et huile végétale. Mélanger le tout : coco râpé, raisin, figues, etc. Faire cuire. Après cuisson, ajouter essence, graisser un moule ou une chaudière et mettre au four à 350o ou entre les braises.

GÂTEAU DE CAROTTES

INGREDIENTS

- 5 à 6 t de Carottes râpées
- 3 t de farine
- 6 œufs
- 1 t de Coco râpé
- Cannelle
- Muscade
- Sel
- 3 t de Sucre
- 3 t d'Huile végétale
- 3 c de Poudre d'élévation
- 1 t de Raisins secs
- Zeste de Citron
- Vanille

PRÉPARATION

Battre sucre et huile végétale. Mettre dans un bol les œufs et les aromates et fouetter. Ajouter les œufs à la première préparation, puis la carotte et la farine. En dernier lieu, la poudre d'élévation mélangée avec une petite quantité de farine, le coco râpé et les raisins enfarinés. Beurrer un moule ou une chaudière et verser l'appareil. Mettre au four à 350 degrés pour une heure au moins

INGREDIENTS

- 2 t de cassave mouillée à l'eau ou au lait
- 1 bâton ou ½ bloc de beurre
- 2 œufs
- 1 c de vanille
- 2 boites de lait
- 1 t de sucre
- ½ c de gingembre râpé
- Zeste de Citron
- Sel
- Raisins

PREPARATION

Mouiller les cassaves légèrement. Les envelopper dans un torchon mouillé au moins 2 heures avant la préparation.

Chauffer le lait. En verser une partie sur la cassave. Bien mélanger. Puis verser le reste bien chaud.

Ajouter le beurre, le sucre, les figues écrasées, jaune d'œufs battus avec essence, zeste de citron, cannelle, muscade, gingembre, En dernier lieu, incorporer les blancs d'œufs battus en neige et les raisins saupoudrer de farine.

Mettre au four à 350 degrés ou entre les braises.

PUDDING DACQUOIS

INGREDIENTS

- 1 t ¼ de beurre
- 5 œufs –
- 2 t de sucre
- 1 t de lait
- Sel
- Cannelle
- Muscade
- 3 c de poudre à pâte
- 3 t ¼ de farine
- 1 C de vanille
- Zeste de citron
- Raisins secs à volonté

PRÉPARATION

Battre les jaunes. Ajouter le sucre, le beurre fondu à feu doux. Continuer à batte vivement. Tamiser la farine et la poudre à pâte; les ajouter au premier mélange en alternant avec le lait.
Terminer avec vanille, blanc d'œufs en neige ferme et les raisins secs.
Graisser un moule et verser la pâte.
Mettre au four pour ¼ d'heure.

INGREDIENTS

- 4 t de maïs
- 1 t de raisins secs
- ½ t de farine
- 1 t de sucre
- ½ c de poudre de gingembre
- 1 bâton de beurre
- Cannelle
- Muscade
- Une grande boite de lait évaporé
- 2 t de lait de coco.

PREPARATION

Faire bouillir lait de coco, lait évaporé, muscade, gingembre, cannelle, sucre.
Ajouter maïs, beurre. Faire prendre jusqu'à cuisson. Beurrer un moule ou une chaudière.
Y verser l'appareil ajoutant les raisins enfarinés et l'essence hors du feu.
Enfourner à 350 degrés

✴ Notez que ...
Les puddings se servent toujours avec une sauce nécessairement sucrée.

SAUCE SUCRÉE POUR LES PUDDINGS

SIROP À L'ORANGE

Râpure ou zeste de 2 oranges
1 t de sucre
1 t de jus d'orange
Jus d'un citron

Bouillir au feu doux, sans eau. Retirer du feu quand c'est à point. Servir.

N. B. : On peut préparer une liqueur à partir de cette recette. En lieu et place de l'alcool, ajouter du jus de cerises ou de raisin. Cannelle.

SIROP D'EXTRAIT DE FRUITS PRÉPARÉS À FROID.

2 lb de sucre blanc
½ litre d'eau bouillie tiède
Fruit

Fondre le sucre blanc dans l'eau bouillie tiède pour obtenir 1 litre de sirop. Quand le sucre est entièrement fondu et le sirop refroidi, ajouter quelques gouttes d'extrait de fruit de votre choix, vendu dans le commerce : Orgeat, fraise, pêches, etc…

BANANES FRITES

INGREDIENTS

- Bananes plantain
- 2 C de beurre
- 1 œuf
- ¼ t de lait ou 2 onces
- ½ t de farine
- 1¼ c de poudre à pâte
- Sel

PREPARATION

Mélanger farine et poudre à pâte. Faire une pâte légère avec ces ingrédients. Couper 6 bananes mûres dans le sens de la longueur. Fondre le beurre. Tremper chaque morceau de banane dans la pâte et frire jusqu'à couleur brun doré. Servir chaud

BEIGNETS AUX FIGUES

INGREDIENTS

- 2 ou 3 figues bien mûres
- 2 œufs entiers
- 2 à 3 C de sucre
- Un peu de lait
- 1 de farine
- Vanille
- Muscade – Cannelle – Poudre d'élévation
- Sel

PREPARATION

Ecraser les figues. Mélanger les œufs bien battus aux figues. Ajouter sucre, lait, farine, vanille, muscade, cannelle, une pincée de sel, de poudre à pâte. Frire

PETITS ROCS

INGREDIENTS

- 2 1/3 t de gras
- ½ t de sucre rouge
- 1 œuf
- ¼ t de lait
- 1½ t de farine
- 2 c de poudre à pâte
- ¼ t de noix grillées, hachées
- Cannelle
- Vanille
- ½ t de raisins ou de dattes
- Zeste de citron
- Muscade

PREPARATION

Mélanger le tout. Mettre au four dans un plat beurré et enfariné.

PAIN PERDU SUCRÉ ET FRIT

INGREDIENTS

- Tranches de Pains
- Lait
- 2 œufs
- Sucre
- Vanille
- Huile
- Cannelle en Poudre

PREPARATION

Placer les tranches de pains dans un bol. Sucrer le lait et y mettre la vanille ; puis le verser sur les tranches de pains jusqu'à les en recouvrir.

Battre les œufs en omelette. Egoutter les tranches de pain. Les tremper l'une après l'autre dans l'œuf battu. Les plonger ainsi de suite dans l'huile chaude. Faire dorer des deux côtés. Egoutter et saupoudrer de sucre mêlé à la poudre de cannelle et servir

PAIN PERDU AU FOUR

INGREDIENTS

- Pain
- Lait évaporé pur
- Tranches de Pain
- Raisins Secs
- Beurre

PREPARATION

Griller les tranches de pain. Beurrer un plat à gratin ou une chaudière. Verser une couche de lait évaporé puis une couche de pains grillé, suivie d'une couche raisins secs.
Recommencer l'opération jusqu'à remplir le moule. Laisser imbiber un ¼ d'heure.
Dorer au four ou à feu doux.

PAIN PERDU AU FROMAGE

INGREDIENTS

- Pain
- Fromage
- Œufs
- Lait
- Zeste de Citron
- Beurre

PREPARATION

Faire un punch avec les œufs, le lait, le zeste de citron. Tremper le pain dans le punch ; le saupoudrer de fromage râpé puis le gratiner à four chaud durant 25 minutes.

PETITS BONBONS SECS

INGREDIENTS

- ½ lb de beurre
- 2 t de sucre
- 2 jaunes d'œufs
- 2 t de farine

PREPARATION

Mélanger le tout. Faire des tas. Mettre au four, à temperaarure modéré.

NAPOLITAIN

INGREDIENTS

- ½ t de farine
- 2 œufs
- ¾ t de farine
- 1 C d'essence
- 1½ bâton de beurre
- Zeste de citron.

PREPARATION

Mélanger le tout. Pétrir la pâte. L'étendre au rouleau. Déposer sur des plaques graissées

INGREDIENTS

- 1œuf
- ¼ lb farine
- 1 C de sucre
- 1/8 de beurre
- Zeste de citron
- Essence

PREPARATION

Mélanger farine, œufs, sucre, beurre.
Placer la pâte obtenue sur une table enfarinée, l'étendre au rouleau, la découper en lanières que l'on fera frire

BISCUITS AU CITRON / A L'ORANGE

INGREDIENTS

- 1 œuf
- 1 t de sucre
- 2 t ½ ou 3 t de farine
- 3 C poudre à pâte
- ½ t de beurre ou mantègue
- 2 C d'eau froide
- ¼ t de jus d'orange ou de citron
- Zeste de citron ou d'orange

PREPARATION

Crémer le gras. Ajouter le sucre, les œufs et bien battre. Tamiser la farine, ajouter la poudre à pâte. Abaisser la pâte à ¼ de pouce d'épaisseur. Tailler à l'emporte-pièce ou avec une timbale ou un verre retourné. Badigeonner le dessus de blanc d'œufs et saupoudrer de zeste de citron.

PETITS PAINS MERVEILLEUX

INGREDIENTS

- ½ t de beurre
- 2/3 t de sucre
- 3 t de farine
- 3 œufs
- 1 t ¼ de lait
- 5 c de poudre à pâte
- Sel
- Cannelle
- Muscade
- Zeste de Citron
- Vanille

PREPARATION

Défaire le beurre en crème. Ajouter sucre et œufs bien battus. Incorporer farine et poudre d'élévation en alternance avec le lait. Verser dans des moules graissés et cuire au four.

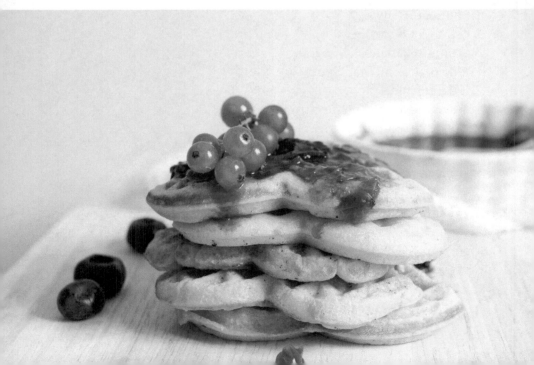

PÂTE À GÂTEAU

Il y a les gâteaux au beurre et les gâteaux éponge qui ne contiennent aucun gras.

La pâte à gâteau ne souffre pas d'attente. Par conséquent, les ustensiles servant à mesurer les ingrédients doivent être préparés à l'avance et le four préchauffé. Les moules sont graissées à l'avance. La poudre d'élévation et la farine sont tamisées ensemble.

GÂTEAU PASCALINE

INGREDIENTS

- 2 bâtons ou 1 bloc de beurre animal
- 1 bâton ou ½ bloc de beurre végétal
- 2 tasses de sucre
- 1 t ½ de lait
- 6 œufs
- Zeste de citron
- Cannelle
- 4 t de farine
- 5 c de poudre à pâte
- 3 c d'essence
- Muscade
- Sel

PREPARATION

Crémer le beurre. Y ajouter le sucre en pluie. Battre ensemble le sucre et le beurre jusqu'à obtention d'une mousse. Ajouter les œufs l'un après l'autre et au fur et à mesure. Mettre dans le beurre une partie de l'essence, une partie du blanc d'œufs la muscade, le zeste de citron. Tamiser farine et poudre d'élévation. Les mélanger au beurre en alternance avec le lait. Battre le blanc d'œuf en neige ferme et l'incorporer, sans le tourner, dans la pâte. Verser dans des moules graissés et enfarinés. Mettre au four à 350°.

N.B. : *Tous les ingrédients doivent être préparés à l'avance. Ne pas battre la pâte, mais la soulever, la mélanger de préférence. Seul le mélange beurre, sucre, œufs doit être battu.*
Le lait peut être aisément remplacé par du jus de fruit, de l'eau ou une boisson gazeuse, dans ce cas, utiliser 1 t pour une recette au lieu d'1 t ½. Conservation garanti pour 15 jours minimum.

GÂTEAU EPONGE AU LAIT

INGREDIENTS

- 1 t de farine
- 1 c de poudre à pâte
- 3 œufs
- Essence
- ¼ t de sel
- 6 C de lait
- 1 t de sucre fin
- 2 C de jus de citron.

PREPARATION

Battre les jaunes jusqu'à ce qu'ils deviennent pâles.
Graduellement ajouter le sucre en continuant à battre.
Aromatiser avec le jus de citron, l'essence, la muscade, la cannelle, etc.
Ajouter graduellement la farine tamisée et la poudre d'élévation en alternant avec le lait.
Verser dans des moules graissés et enfarinés. Mettre au four à 350°.

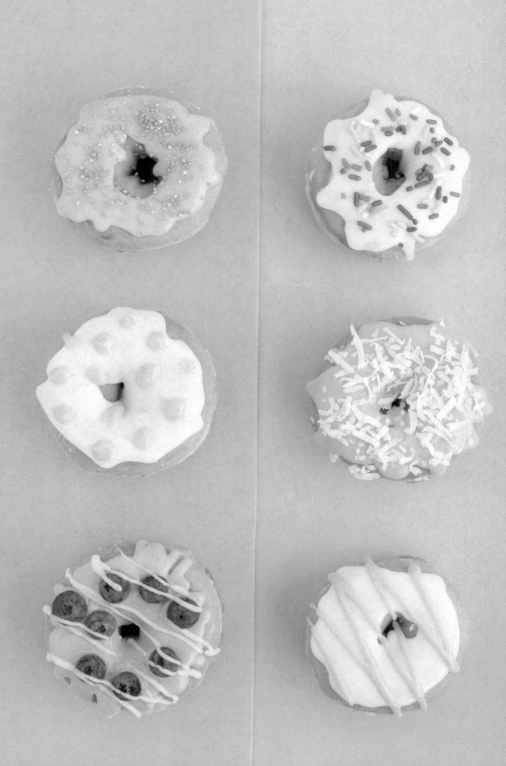

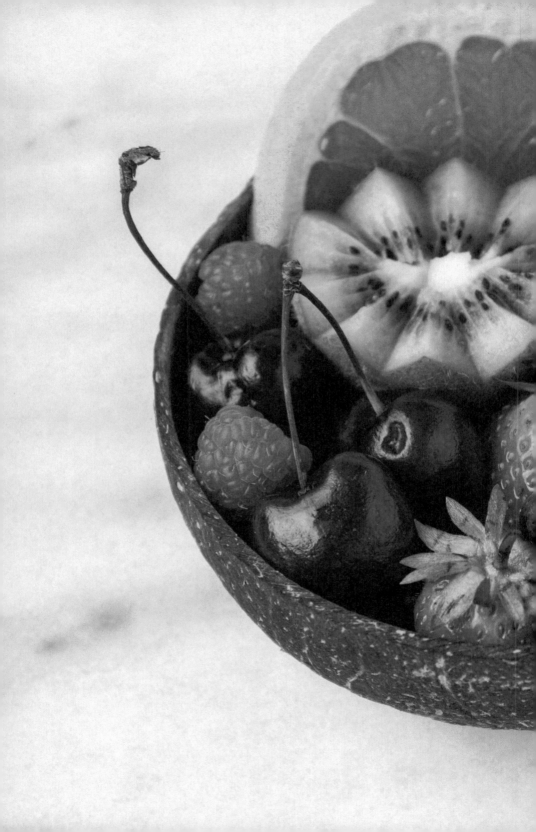

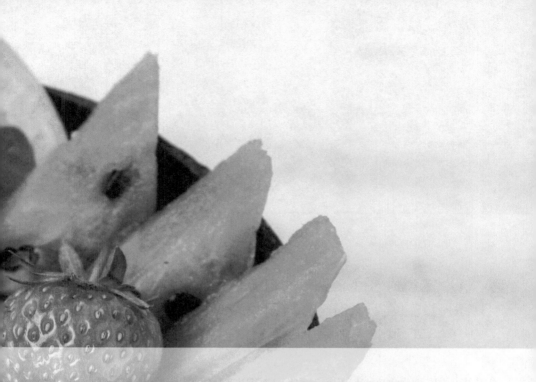
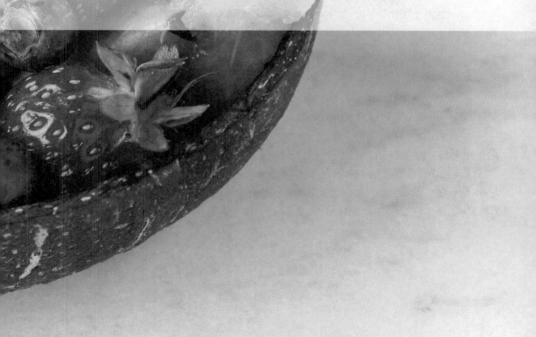

LES FRUITS

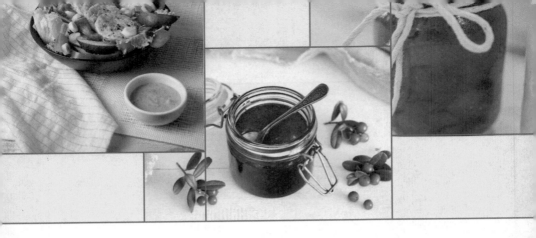

A EUX SEULS, LES FRUITS PEUVENT FORMER LA BASE DE NOTRE ALIMENTATION ; UNE ALIMEN-TATION À LA FOIS SAINE ET ÉQUILIBRÉE.

Autant que possible, il faut en consommer crus et bien mûrs.

Evitez d'ajouter du sucre aux fruits crus de peur d'entrainer une diminution de leur action fonctionnelle.

Cependant, plutot que de ne pas toucher aux fruits. mieux vaut consommer des préparations de fruits au sucre.

COMMENT LES SERVIR

Compote : Fruits entiers ou en morceaux cuits avec du sucre.

Marmelade : Compote de fruits écrasés, cuits avec du sucre.

Confiture : Préparation constituée de fruits ou du jus de fruits cuits avec du sucre.

COMPOTE D'ABRICOTS OU DE MANGUES

INGREDIENTS

- Abricots ou Mangue
- Eau
- Sucre
- Vanille

PREPARATION

Partager en deux des Abricots pas trop mûrs. Préparer un sirop avec l'eau, le sucre, la vanille. Y jeter les tranches d'abricots. Les laisser cuire 8 à 10   minutes en ne donnant que 2 bouillons. Ne pas peler les abricots. Servir tièdes ou   froids. Peler les mangues ; mais pas trop minces.

COMPOTE DE POMMES OU DE POIRES

INGREDIENTS

- Pommes ou Poires
- Eau
- Sucre
- Vanille
- Zeste de citron

PREPARATION

Peler les pommes. Les évider et les couper en quartiers. Les jeter dans un sirop bouillant composé d'eau, de sucre, de vanille, de zeste de citron, Les laisser cuire doucement durant ¼ d'heure puis les mettre dans un compotier. Laisser réduire le sirop et le verser sur les quartiers de pommes. Servir tiède ou froid. Mettre les poires dans de l'eau au moment de l'épluchage et les laisser bouillir 5 à 10 minutes de plus.

COMPOTE DE CERISES

INGREDIENTS

- 1 lb de Cerises
- 1/3 t de sucre
- 1 verre et ½ d'eau
- 1 c de maïzena ou de fécules de pommes de terre ou toute autre farine.

PREPARATION

Equeter et dénoyauter les cerises. Les faire cuire avec le sucre 10 à 15 minutes dans 1 verre d'eau. Les enlever avec l'écumoire et les mettre dans un bol. Délayer la fécule dans un verre d'eau froide. L'incorporer dans le sirop bouillant et verser le tout sur les cerises. Servir tiède ou froid.

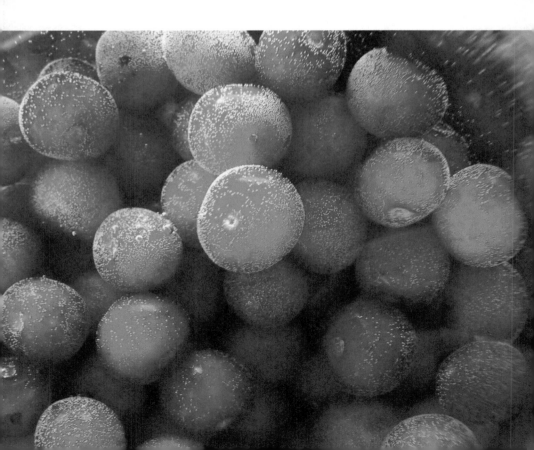

CONFITURES

Les confitures se cuisent dans une casserole en metal. Même poids de sucre que de fruits. Exemple : 1 lb de sucre pour 1 lb de fruits – 1 t d'eau. Pour obtenir une bonne confiture, cuire les fruits mûrs doucement dans une petite quantité d'eau à feu vif. Veiller à ce que les fruits ne collent pas. Ne pas ajouter trop tôt le sucre qui durciraient les fruits. Mettre la quantité de sucre prévue pour éviter la moisissure et ainsi porter la confiture à prendre.

CONFITURE DE CHADÈQUES ET D'ANANAS

INGREDIENTS

- Ananas
- Chadèque
- Sucre
- Eau
- Epices: Canelle, Muscade, etc.

PREPARATION

Râper l'ananas. Ajouter un peu d'eau, faire cuire sans sucre. Ajouter chadèques cuites, sucre, eau, épices et laisser cuire.

CONFITURE DE FIGUE-BANANES

INGREDIENTS

- 6 belles figues mûres
- 4 oz d'eau
- ¼ lb de sucre
- 1 Orange
- 1 Citron

PREPARATION

Faire fondre le sucre sur feu doux. Ajouter le jus d'une orange et d'un citron, mettre les figues coupées en rondelles. Cuire 10 minutes à feu vif, en remuant souvent. Parfumer à la vanille.

CONFITURE DE CHADÈQUES

INGREDIENTS

- 3 grosses ou 6 petites chadèques
- 2 lbs de sucre
- 2 t d'eau.

PREPARATION

Phase 1 : Couper chaque chadèque en 4. Les peler et en enlever la chair blanche. Bouillir cette chaire blanche dans l'eau froide jusqu'à cuisson complète ; soit lorsqu'elle s'écrase sous la pression des doigts. Les laver plusieurs fois pour en enlever l'amertume
.

Phase 2 : Bouillir la chair dans un verre d'eau avec cannelle, muscade, zeste de citron en ruban sur feu vif. Ajouter le sucre après l'avoir fait bouillir une première fois. Après la cuisson, ajouter le jus d'un fruit quelconque. Laisser bouillir encore.

CONFITURE D'ORANGES

INGREDIENTS

- 3 grosses ou 6 petites oranges amères
- 2 lbs de sucre
- 2 t d'eau.

PREPARATION

Avec des oranges amères bien charnues. Se préparent comme les chadèques.

CONFITURE DE GOYAVES

INGREDIENTS

- Goyaves mûres
- Eau
- Citron
- Sucre
- Epices douces

PREPARATION

Eplucher des goyaves mûries à point. Les plonger dans une eau citronnée pour prévenir qu'elles se noircissent. Puis couper chacune d'elles en deux. En enlever la pulpe avec une petite cuillère. Les remettre dans l'eau citronnée. Bouillir et remplacer l'eau citronée.
Quand commence à bouillir cette eau ajouter épices douces et sucre.

GELÉE

Pour réussir une gelée avec les autres fruits, les combiner avec la goyave : Goyave-Grenadine, Goyave Corossol. La gelée se fait avec une grande quantité de sucre. Ces fruits doivent être acides et pectines. Ce qui permettra à la gelée d'avoir une certaine consistance. Choisir des fruits sains, les éplucher, les couper en quartiers, les mettre à cuire lentement jusqu'à les réduire en purée liquide en tournant sans cesse avec une cuillère en bois.

Verser cette purée dans un sac, soit une grègue ou dans un tamis (passoire) très fin pour en recueillir le jus. Ajouter le même volume de sucre à ce jus, soit une tasse de sucre pour une tasse de jus. Bouillir lentement pour fondre le sucre, puis faire cuire sur une chaleur moyenne et continuer à tourner sans arrêt pour que la température du sirop soit toujours égale. Quand le sucre est fondu, et le sirop est à la nappe, mettre en pots déjà disposés dans un récipient contenant de l'eau pour éviter l'éclatement. Laisser prendre la gelée dans un endroit frais ; attendre son refroidissement complet avant de recouvrir.

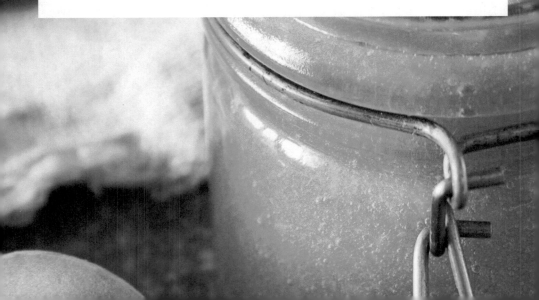

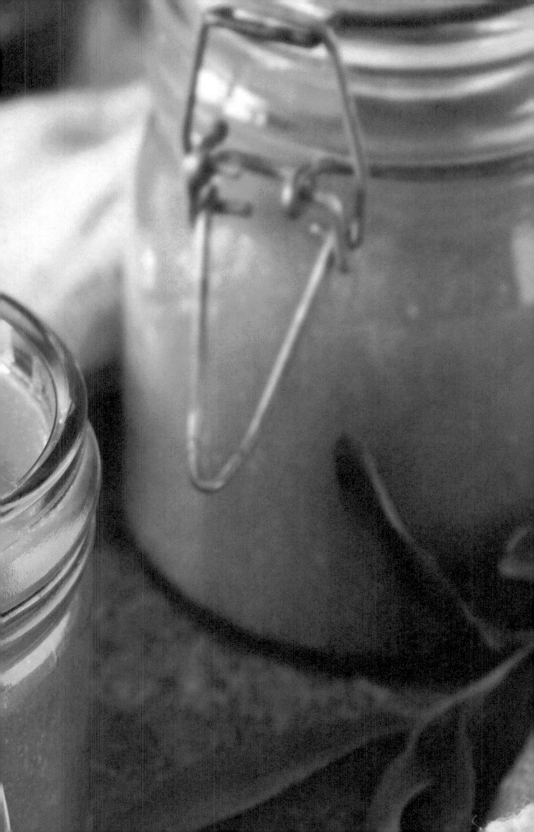

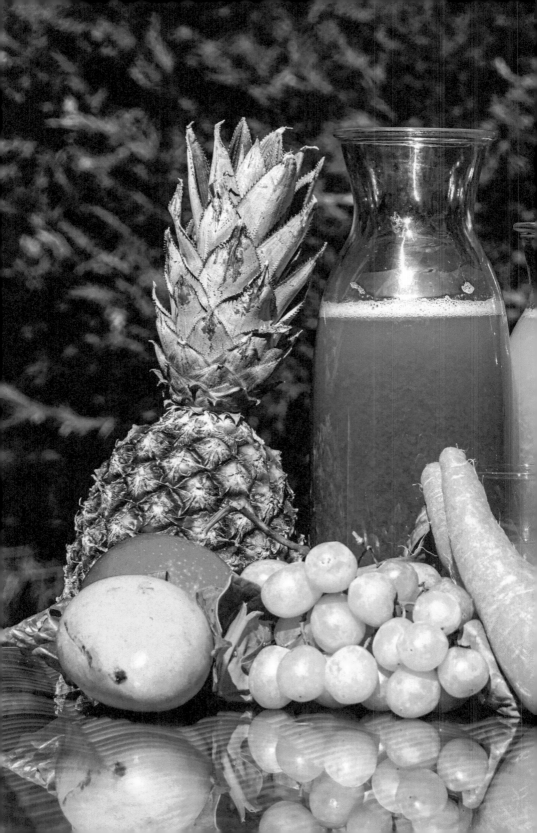

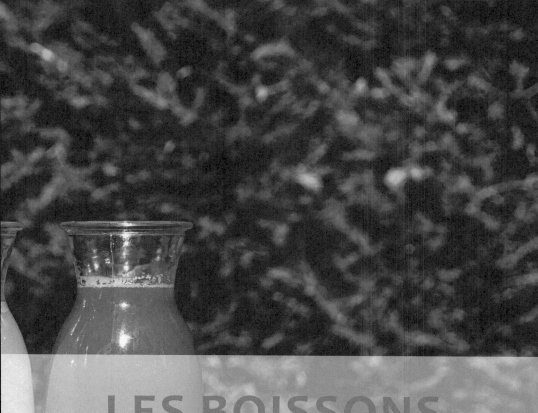
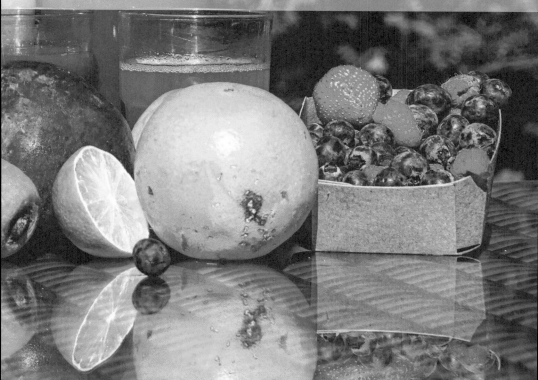

LES BOISSONS

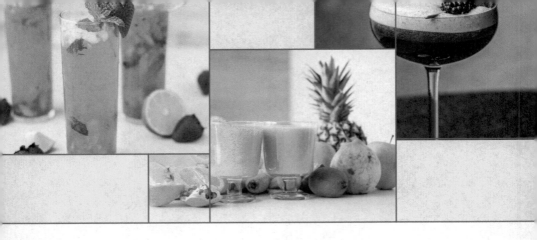

LE JUS DE FRUITS FRAIS CONTIENT DES VITA-
MINES DONT LE RÔLE EST D'UNE IMPORTANCE
VITALE POUR LE CORPS HUMAIN.

Ce sont des aliments énergétiques et constructeurs.

JUS DE BETTERAVES ET D'ANANAS

INGREDIENTS

- Betteraves
- Ananas
- Eau
- sucre

PREPARATION

Mesurer 2/3 de jus de betteraves râpées ; ajouter 1/3 de jus d'ananas. Ajouter eau, sucre, glace.

JUS D'ANANAS

INGREDIENTS

- Ananas
- Eau
- Sucre

PREPARATION

Le râper ou le mixer. Compléter avec de l'eau.

JUS DE CAROTTES

INGREDIENTS

- ½ tasse de jus de carottes
- ½ tasse de lait sucré
- Glace

PREPARATION

Râper ou Blender les carottes. Recueillir le jus. Compléter avec de l'eau.

JUS DE CERISES

INGREDIENTS

- Cerises
- Eau
- Sucre

PREPARATION

Laver quelques bonnes poignées de cerises. Les écraser avec pulpe et noyaux. Ajouter de l'eau peu à peu. Passer à la fine passoire. Sucrer au goût. Ajouter du jus de citron. Servir frappé ou avec glace pilée. Au moment de servir, ajouter un petit cube de glace et une cerise en conserve ou fraiche.

BOURBOUILLE COROSSOL

INGREDIENTS

- Corossol
- Glace
- Sucre
- Eau

PREPARATION

Eplucher le corossol et en enlever le cœur. L'écraser à la fourchette, enlever les pépins, sucrer au goût, ajouter une bonne quantité de glace pilée. Servir dans des coupes avec une petite cuillère.

JUS DE COROSSOL

INGREDIENTS

- Corossol
- Glace
- Sucre
- Eau
- citron

PREPARATION

En extraire le jus peu à peu avec de l'eau. Ce jus n'est ni trop clair, ni trop épais. Sucrer au goût, glacer, ajouter quelques gouttes de citron, puis le lait. Servir très glacé.

JUS DE GRENADINE

INGREDIENTS

- Grenadine
- Glace
- Sucre
- Eau

PREPARATION

Choisir une grenadine bien mûre et bien parfumée. L'éplucher et creuser un trou par le haut. Ecraser la chair à la fourchette ou au mixeur. Mettre la purée dans une passoire avec du sucre afin d'en extraire le plus de jus possible. Tamiser la purée. Ajouter de l'eau. Sucrer. Servir frappé.

JUS DE TOMATES

INGREDIENTS

- Tomates
- Glace
- Sucre
- Eau
- Jus de citron ou raisin

PREPARATION

Ecraser de belles et saines tomates mûres au presse-fruits ou au tamis aidé d'un pilon. Passer, ajouter du jus de citron ou du jus de raisin. Sucrer, servir très frais pur ou coupé d'eau.

JUS MULTI FRUITS

INGREDIENTS

- Fraises
- Cerises
- Oanges
- Ananas
- Citrons
- Glace
- Sucre
- Eau

PREPARATION

Bien mélanger en parties égales du jus de fraises, de cerises, d'oranges, d'ananas et de citrons. Sucrer, couvrir le mélange, mettre au réfrigérateur s'il y en a. Servir avec glace pilée et chalumeau.

JUS DE PAPAYE

INGREDIENTS

- Papaye
- Glace
- Sucre
- Eau

PREPARATION

Laver et éplucher la papaye, ajouter de l'eau. Remuer, passer au tamis ou à la fine passoire. Sucrer, servir bien glacé.

COCKTAIL DE FRUITS (1)

INGREDIENTS

- Oranges
- Chadèques
- Bananes (Figues mûres)
- Ananas en petits dés
- Cerises coupées en petits morceaux
- Melons en dés
- Papaye en dés
- Grenadia

PREPARATION

Préparer un jus de fruits, ajouter de l'eau, sucrer. Verser les fruits coupés en dés. Servir dans des coupes avec cubes de glace.

COCKTAIL DE FRUITS (2)

INGREDIENTS

- Oranges
- Chadèques
- Bananes (Figues mûres)
- Ananas en petits dés
- Cerises coupées en petits morceaux
- Melons en dés
- Papaye en dés
- Grenadia

PREPARATION

Réserver des demi écorces pour servir le cocktail. Peler les bananes, les couper en morceaux, les arroser de jus de citron. Enlever la membrane des oranges et des pamplemousses, les couper. Réunir tous les fruits, les sucrer au goût, les déposer dans les écorces ou dans des coupes. Ajouter du jus de fruits. Garnir d'une cerise. Servir très frais

COCKTAIL

INGREDIENTS

- 1 jaune d'œuf
- Zeste de citron
- 2 C de sucre
- 1/3 lait évaporé
- 2/3 de jus de raisin
- glace pilée

PREPARATION

Mettre le jaune d'œuf, le zeste de citron en ruban ou râpé, le sucre. Battre en crème. Ajouter le lait évaporé, battre à nouveau, puis le jus de raisin, la glace pilée. Servir.

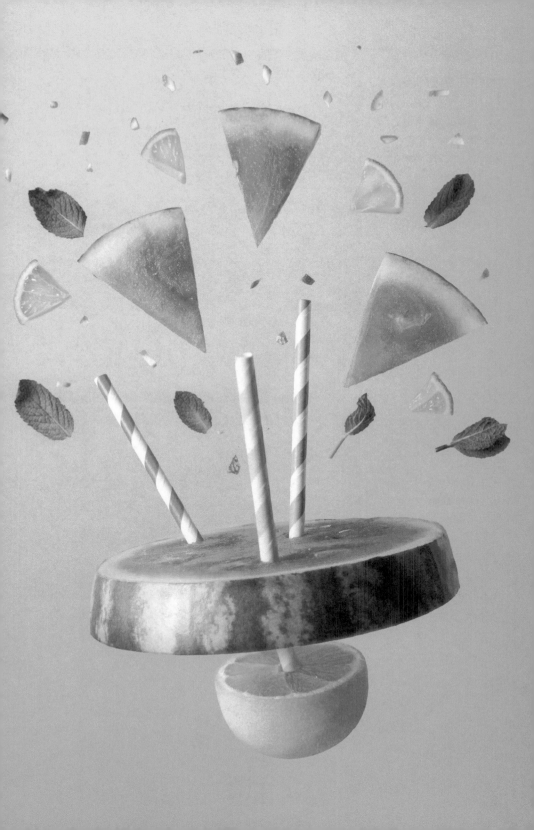

JUS D'ANANAS

INGREDIENTS

- Ananas
- Sucre
- Noix de coco
- Glace

PREPARATION

Mettre ensemble jus d'ananas, noix de coco râpés, sucre en poudre, glace. Mixer – Servir.

JUS D'ANANAS (2)

INGREDIENTS

- Ananas
- Sucre
- Jus d'orange
- Glace

PREPARATION

Melanger du Jus d'ananas et du jus d'oranges en parties égales, plus de la glace. Servir

COCKTAIL À L'ANANAS

INGREDIENTS

- Citron
- Chadèques
- Quenêpes
- 1/3 lait évaporé
- 1 C de sucre
- Jus de Citron
- Ananas coupés en petits dés
- Glace pilée

PREPARATION

Extraire le jus de chaque fruit, sucrer, Ajoutez les morceaux d'anan-as coupés en petits dés, la glace pilée. Une fois glacée ajoutez y le lait évaporé. Puis servir.

COCKTAIL À LA TOMATE

INGREDIENTS

- 1 verre de jus de tomate
- 2 V de jus de pommes
- 2 C de lait évaporé
- ½ V de jus d'orange
- Muscade râpée
- Sucre

PREPARATION

Melanger les ingredients et Battre vigoureusement. Glacer et servir.

JUS D'ANANAS

INGREDIENTS

- Ananas
- Sucre
- Jus d'orange
- Glace

PREPARATION

Melanger du Jus d'ananas et du jus d'oranges en parties égales, plus de la glace. Servir

COCKTAIL DE JUS DE POMME

INGREDIENTS

- 2 V de jus de pomme
- ½ V de Grenadine
- 1 V de crème à la vanille
- 1 banane écrasée
- 1 jus de citron
- 2 à 4 verres d'eau

PREPARATION

Passer le tout au mixeur.

COCKTAIL AU JUS DE RAISIN

INGREDIENTS

- 1 orange
- 1 citron
- ½ litre de jus de raisin
- 3 à 4 cuillérées à soupe de sucre
- ½ litre d'eau

PREPARATION

Couper orange et citron en fines tranches, les mélanger à l'eau et au sucre. Ajouter le jus de raisin. Couvrir et mettre au frais pour 6 à 8 heures. Exprimer le jus de fruits.

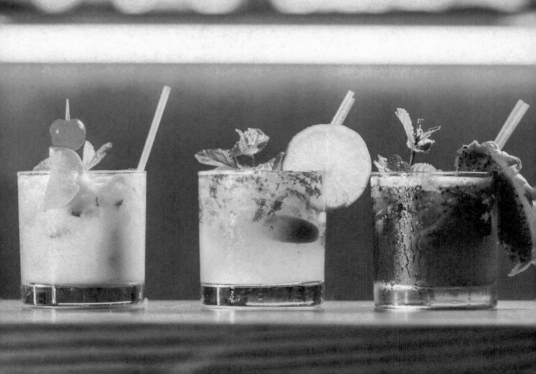

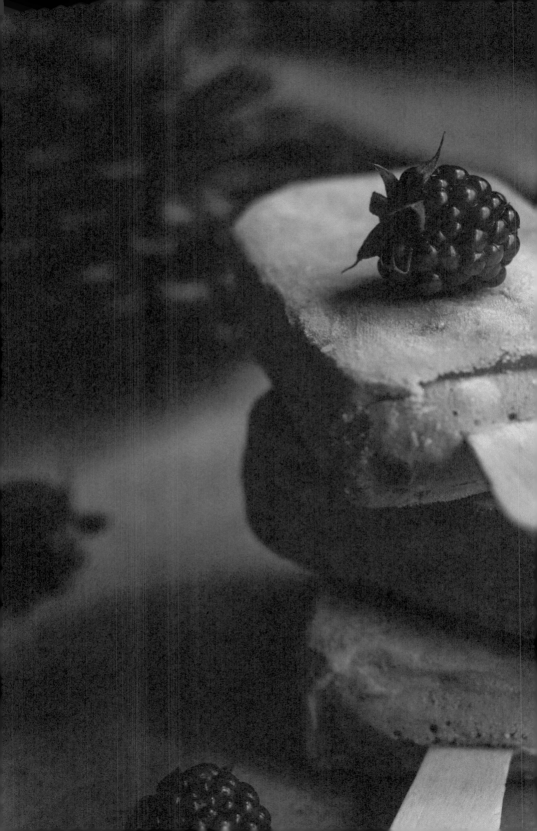

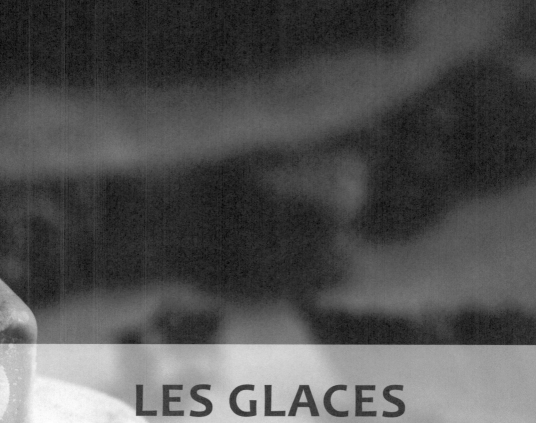
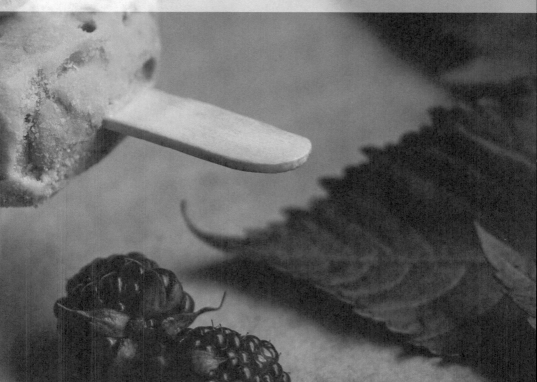

LES GLACES

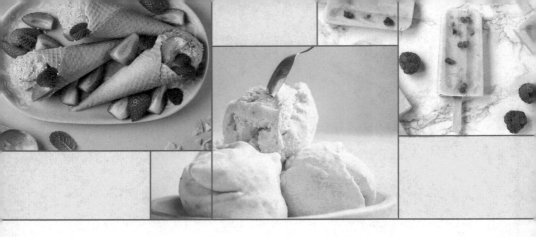

GLACE AU CITRON OU À L'ORANGE

INGREDIENTS

- 4 Citrons ou 1 Orange
- 1 lb de sucre
- 1 t de lait
- 1 t d'eau

PREPARATION

Mélanger le jus de citrons bien juteux et d'une orange à une lb de sucre ainsi que les zestes non râpés. Laisser infuser une bonne heure au frais. Passer le mélange à la fine passoire, l'ajouter à une tasse de lait ou une grande boite de lait évaporé plus l'eau.

Remuer et faire glacer au congélateur/freezer ou dans la sorbetière.

GLACE À L'ABRICOT OU À LA MANGUE

INGREDIENTS

- 1 Abricot
- 2/3 t de sucre
- 1 t de lait

PREPARATION

Couper en lamelles un abricot mûr à point. Les cuire avec très peu d'eau. Les fondre au presse-purée ou au mixeur. Mélanger une tasse de purée à une tasse de lait évaporé pur. Sucrer. Mettre le tout dans un moule. Placer au freezer. Après une heure, remuer à la fourchette. Laisser prendre une heure encore puis remuer à nouveau. Laisser prendre. Démouler.

GLACE AU COCO

INGREDIENTS

- Noix de coco
- 2/3 t de sucre
- 1 t de lait
- 1 t d'eau chaude

PREPARATION

Râper les cocos. Verser dessus 1 t mesure d'eau chaude. Extraire le jus à travers un tissu fin. Le sucrer et l'ajouter au lait évaporé fouetté à demi congelé. Parfumer au goût. Mettre dans un moule au choix

GLACE DE FIGUES-BANANES

INGREDIENTS

- Figues Bananes
- 1/2 t de sucre
- 1 t de lait
- Zeste de Citron

PREPARATION

Faire une purée avec les bananes. Ajouter du lait évaporé, du zeste de citron pulvérisé. Mettre au freezer

GLACE AU COROSSOL

INGREDIENTS

- Corossol
- 1/2 t de sucre
- 1 t de lait
- Zeste de Citron
- ½ verre d'eau

PREPARATION

En extraire un jus très épais. Mélanger le lait évaporé plus l'eau à un verre de jus. Sucrer au goût. Mettre au réfrigérateur ou dans la sorbetière.

►Pour une glace au corossol No 2
Mélanger 2 verres d'extrait de jus de corossol bien épais à une boite de lait évaporé.

GLACE AU LAIT

INGREDIENTS

- 2 t de lait
- 2 t de lait évaporé
- 2 jaunes d'œufs
- 2 t de sucre
- 1 C de farine.

PREPARATION

Battre les jaunes d'œufs. Ajouter le sucre. Battre en crème. Puis ajouter la farine. Mélanger le tout et verser dans du lait très chaud. Cuire au bain-marie en remuant. Passer à travers une passoire et laisser refroidir un instant. Mélanger au lait évaporé. Mettre en sorbetière ou au congélateur.

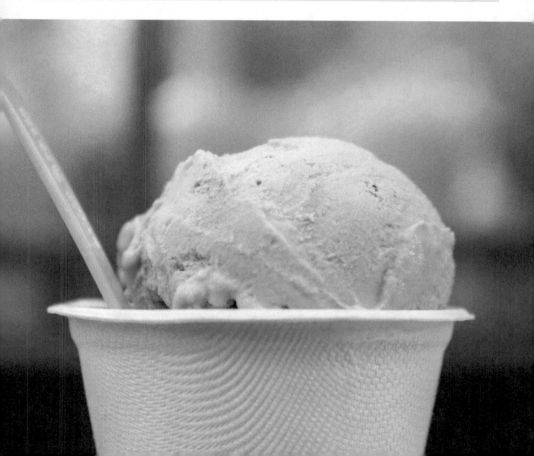

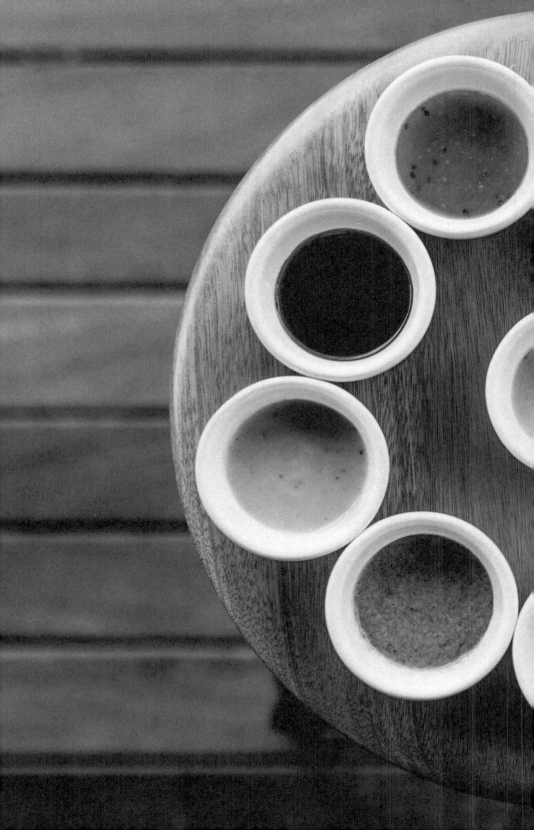

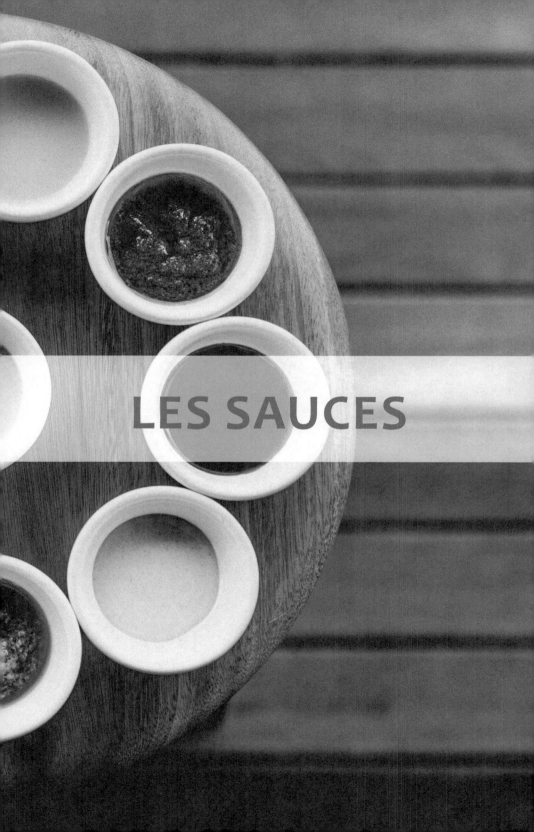

LES SAUCES

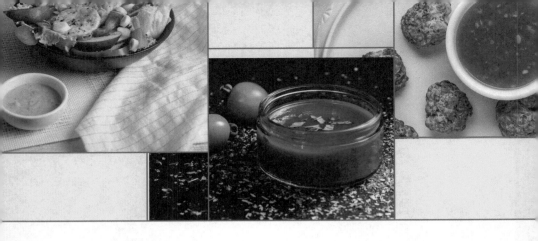

LA SAUCE EST D'UN GRAND APPORT À LA CUISINE. ELLE AUGMENTE LA VALEUR NUTRITIVE ET GUSTATIVE DES ALIMENTS. DISONS, EN RÉSUMÉ, ELLE MET LE POINT FINAL.

Chaque aliment a sa sauce. Il est important de savoir quel genre de sauce accompagne tel aliment. Les sauces augmentent d'une façon considérable, la valeur gustative d'un aliment. Une bonne cuisinière rêvèle ses talents par la qualité des sauces qu'elle présente.
Il faut vérifier la qualité des œufs, le beurre, le lait, la crème, le fromage. Ils doivent être de première fraicheur et d'une propreté rigoureuse.
Les sauces se divisent en deux grandes sections :
Les sauces froides et les sauces chaudes.

COMMENT LES SERVIR

Les froides accompagnent principalement les salades, et parfois les légumes.
Les sauces chaudes accompagnent les gratins, les legumes, les viandes et poissons, aussi bien que les entrées ou hors d'oeuvre.

ᔰ SAUCES FROIDES ᔰ

MAYONNAISE FAITE MAISON

SAUCE MAYONNAISE AVEC ŒUF

INGREDIENTS

- ¼ litre d'huile d'olive
- 2 jaunes d'œufs
- 1 C jus de citron

PREPARATION

Préparer les ingrédients assez longtemps à l'avance pour qu'ils soient a la
température de la pièce. Par temps chaud, recherchez un endroit frais.
Dans un bol, ajoutez sans remuer 1/3 C de sel fin et un peu de jus de
citron. Tourner alors avec un fouet batteur ou une spatule en faisant
tomber l'huile goutte à goutte. Puis en filet mince jusqu'à ce que la sauce
commence à se lier. Alors versez l'huile un peu plus vite sans cesser de
tourner. Ajoutez pour finir, le reste du jus de citron.

▶Si la sauce ne réussit pas, changez de bol. Prenez un, dans lequel on
aura versé une cuillère à soupe d'eau chaude bouillante ou un peu de
blanc d'œuf. Versez la sauce tournée goutte a goutte sur cette eau ou sur le
blanc d'œuf en fouettant.

SAUCE MAYONNAISE SANS ŒUF

INGREDIENTS

- ¼ litre d'huile d'olive
- 1 C jus de citron
- 1 C de lait concentre non sucre
- Sel fin

PREPARATION

Procéder de la même façon que pour une mayonnaise avec œuf, c'est-à-dire mettre la cuillère de lait dans un bol et ajouter le sel fin et le jus de citron continuer de tourner comme précédemment.

SAUCE RAVIGOTE

INGREDIENTS

- 100 gr d'huile d'olive
- 2 jaunes d'œufs durs
- 1 C à soupe de persil
- 1 C à soupe de céleri hache
- 1 C à soupe de cerfeuil haché
- 2 petits oignons haches menu
- 1 C de jus de citron
- 2 C de bouillon de légumes ou jus d'oranges amères

PREPARATION

Dans un bol, mélangez les feuilles aux oignons et aux jaunes d'œufs écrasés. Ajoutez le jus de citron, l'huile et bien délayé. Assaisonner au gout.

VINAIGRETTE

INGREDIENTS

- Jus de citron
- Ail écrasé ou hache menu
- Oignons
- Sel
- Piments pique
- Huile ou très peu d'eau (1 à 2 C)
- Jus d'orange amère
- Persil
- Céleri
- Poudre d'épice

PREPARATION

Mélanger les ingrédients et préparer au gout

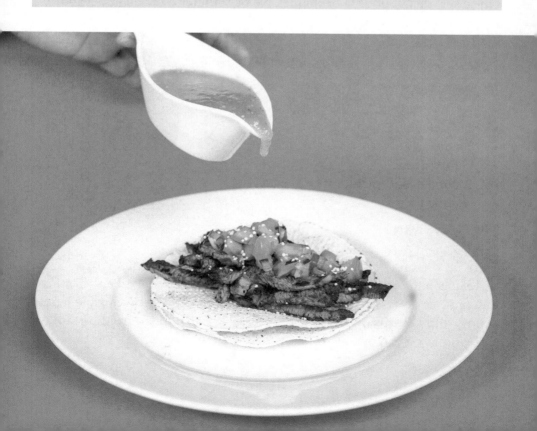

La sauce chaude est divisée en deux parties. Elle a comme base un roux, qui est préparée avec de l'eau ou du lait.

Un roux, c'est une sauce obtenue avec une farine torréfiée, c'est-à-dire grillée ou rôtie dans un corps gras, huile ou beurre ; le plus souvent dans du beurre et mouillée avec un liquide : eau, lait, bouillon ou eau de cuisson de légumes etc… Le roux peut être blanc, blond ou brun suivant la durée de cuisson du mélange beurre-farine.
Pour éviter les grumeaux, ajoutez le liquide lentement tout en remuant le roux. Si on veut que le roux soit épais, on ajoute peu de liquide. Si on veut un roux léger ajouter beaucoup plus de liquide.
S'il se forme des grumeaux, passer la sauce au tamis.

On peut préparer la sauce blanche et ses variantes à partir du roux, ainsi que la sauce béchamel et ses variantes. Toujours ajouter du sel.

Sauce Béchamel
On se sert de lait pour la béchamel. Ne pas ajouter d'eau au lait évaporé. La sauce porte le nom de l'inventeur.

SAUCE BLANCHE

INGREDIENTS

- 2 C de beurre
- 2 c de farine
- ½ litre d'eau
- 1 jaune d'œuf (facultatif)
- ½ citron

PREPARATION

Faire un roux blanc avec la moitié du beurre et de la farine. Arroser avec de l'eau chaude progressivement pour éviter les grumeaux. Laisser mijoter à feu très doux. Ajouter le reste de beurre en petits morceaux, le jaune d'œuf battu et le jus de citron. On se sert d'eau chaude ou froide, bouillon de légumes ou eau de cuisson pour délayer le mélange.

ROUX BRUN

INGREDIENTS

- 2 C de beurre
- 2 C de farine
- 2 Oignons noyaux
- 1/3 de bouillon ou d'eau chaude
- Bouquet garni (Thym, laurier, poireaux, gousse d'ail).

PREPARATION

Emincer les oignons et les faire dorer dans le beurre. Les retirer. Verser la farine en pluie sur le beurre et faire brunir en tournant. Avec le liquide chaud, mouiller progressivement à feu vif sans cesser de tourner. Remettre les oignons et ajouter le bouquet garni. Laisser cuire à feu doux.

SAUCE BLONDE

INGREDIENTS

- 2 C de beurre
- 2 c de farine
- ½ litre de bouillon de legumes
- 1 jaune d'œuf (facultatif)
- ½ citron

PREPARATION

Même procédé que pour la sauce blanche ; mais le roux doit être coloré et le bouillon de légumes remplace l'eau.

SAUCE BÂTARDE

INGREDIENTS

- 2 jaunes d'œufs
- 2 C de beurre
- 1 jus de citron
- ½ litre de sauce blanche

PREPARATION

Préparer la sauce blanche. Ajouter le beurre et les jaunes d'œufs battus. Obtenir la consistance voulue au bain-marie. Incorporer le jus de citron au moment de servir.

SAUCE VELOUTÉE

PREPARATION

Préparer un roux. Ajouter le bouillon d'un coup en tournant au fouet jusqu'à ébullition. Laisser mijoter pendant 30 minutes pour éminer le goût de la farine et bien fouetter. Eliminer la graisse et les impuretés au fur et à mesure. Servir.

SAUCE SUPRÊME

PREPARATION

Ajouter de la Sauce Fouettée à la Sauce Veloutée.

SAUCE AURORE

PREPARATION

Ajouter purée de tomate à la Sauce Suprême.

SAUCE POULETTE

PREPARATION

Ajouter jaune d'œuf et jus de citron à la Sauce Suprême.

SAUCE BÉCHAMEL

INGREDIENTS

- 2 C de farine
- 2 C de beurre
- ½ litre ou 2 t de lait
- 1 bouquet garni
- Persil
- Thym
- Laurier
- Gousse d'ail
- ½ jus de citron
- Sel

PREPARATION

Même procédé que pour la sauce blanche ; verser du lait au lieu de l'eau.

SAUCE MORNAY

PREPARATION

C'est une sauce béchamel à laquelle on incorpore, quelques minutes après, le lait, le fromage, sans cesser de tourner.

SAUCE SOUBISE

PREPARATION

Mêmes ingrédients que pour la Béchamel. Ajouter oignons et 2 C de crème fraiche.

SAUCE AURORE OU CHINAY

PREPARATION

Sauce Béchamel + Sauce Tomate + Fromage

SAUCE PIQUANTE

INGREDIENTS

- ½ litre de Sauce brune
- 3 Echalotes
- 1 C ½ de beurre
- 1 C de jus de citron

PREPARATION

Blondir les échalotes hachées au beurre. Ajouter le jus de citron. Couvrir et laisser cuire quelques minutes à feu doux. Incorporer à la sauce brune. Laisser cuire et passer. Pas de piments.

SAUCE DE TOMATE #1 POUR LES GRATINS

INGREDIENTS

- Pâte de tomates (Concentré de tomates)
- Huile
- Thym
- 1 Pincée de Sucre
- Sel
- Ail
- De l'eau

PREPARATION

Prendre ½ boite de pâte de tomate. Faire bouillir dans ½ t d'eau et 1 C d'huile. Ajouter thym et persil, sel et sucre. Laisser bouillir jusqu'à consistance voulue. Cette sauce peut se préparer en lieu et place de ketchup.

SAUCE DE TOMATES #2 AVEC LES FRUITS

PREPARATION

Prendre ½ boite de pâte de tomate. Faire bouillir dans ½ t d'eau et 1 C d'huile. Ajouter thym et persil, sel et sucre. Laisser bouillir jusqu'à consistance voulue. Cette sauce peut se préparer en lieu et place de ketchup.

SAUCE DE TOMATES AUX OIGNONS

INGREDIENTS

- Pâte de tomates (Concentré de tomates)
- Huile
- Thym
- 1 Pincée de Sucre
- Sel
- Ail
- De l'eau

PREPARATION

Prendre ½ boite de pâte de tomate. Faire bouillir dans ½ t d'eau et 1 C d'huile. Ajouter thym et persil, sel et sucre. Laisser bouillir jusqu'à consistance voulue. Cette sauce peut se préparer en lieu et place de ketchup.

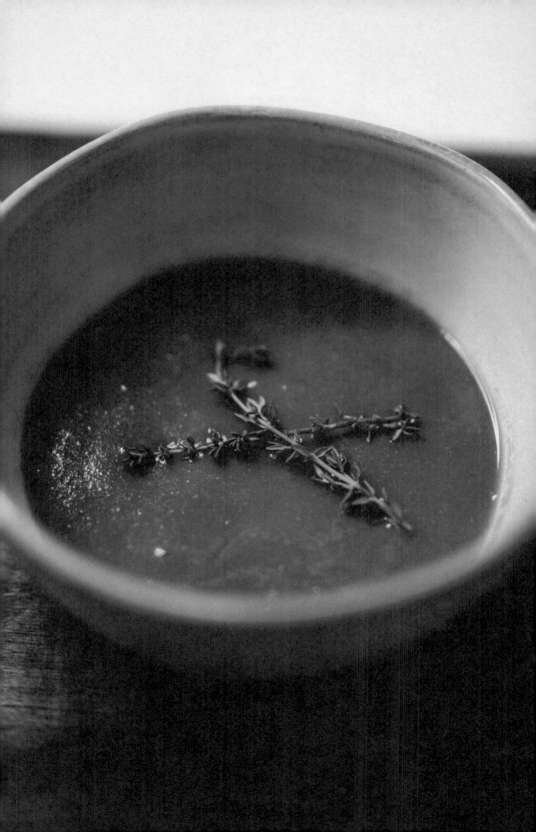

GLOSSAIRE

GLOSSAIRE

ABAISSER	Etendre une pâte au rouleau à l'épaisseur voulue
APPAREIL	Mélange de plusieurs éléments qui forment une préparation. Exemple : Appareil à croquette
AROMATES	Substance répandant une odeur plus ou moins suave. Ils sont aussi des substances à saveur ou à odeur forte : cannelle, muscade, girofle, thym, gingembre, etc.
ASPIC	Préparation prise en gelée, mode de dressage des plats froids
ASSAISONNER	Ajouter du sel, des épices ou des aromates nécessaires à une préparation
BAIN-MARIE	Eau bouillante dans laquelle on met à baigner au ¾ l'ustensile contenant les mets que l'on veut cuire ou réchauffer
BEURRE COMPOSÉ	Beurre travaillé avec du persil, des olives émincés pour garnir des sandwichs ou pour accompagner de la viande. Ex. Beurre d'anchois.
BLANCHIR	Plonger dans l'eau bouillante certains légumes, fruits ou viandes pour quelques minutes afin de les attendrir, les nettoyer ou le débarrasser de sel ou d'acide.
CANAPÉ	Tranche de pain rassis ou frais grillée ou frite destinée à recevoir une préparation.
CHAPELURE	Pain rassis séché au four et pulvérisé ou réduit en poudre

CHIFFONNADE	Tout légume vert à feuilles coupées en fines lanières ; tels l'oseille, laitue, épinard, etc.
CLARIFIER	Rendre limpide
CONCASSER	Hacher ou couper grossièrement certaines substances comme les tomates ou les amandes.
CREVER	Faire cuire le riz pendant quelques minutes à grande eau bouillante légèrement salée, avant de continuer sa cuisson.
CROUTONS	Tranches de pain rassis coupées en dés, en carrés ou en triangle frits au beurre ou à l'huile servant à garnir un potage, une purée ou un plat.
CULINAIRE	Se dit de tout ce qui a rapport à la cuisine
DÉGORGER	Laisser tremper une viande dans l'eau fraiche pour la débarrasser du sang et des autres impuretés qu'elle contient.
DÉLAYER	Mélanger une substance compacte avec un liquide
DORER	Etendre la dorure au pinceau.
DORURE	Œufs entiers battus additionnés d'une goutte d'eau ou de lait. On peut aussi le faire avec deux jaunes et un blanc.
EMINCER	Couper la viande ou des légumes en tranches très minces
ENROBER	Recouvrir totalement soit en trempant, soit en nappant
ETOUFFÉE	Cuisson dans un vase clos pour empêcher l'évaporation

ETUVER Faire cuire les aliments très doucement et à couvert, avec peu de matières grasses.
Exemple : Etuver des petits pois.

FONCER Graisser une casserole, sauteuse, braisière, etc. et garnir de carottes, d'oignons coupés en rondelles, d'os et enfin de tous les éléments indiqués dans la recette. En pâtisserie, garnir l'intérieur d'un moule ou d'un cercle d'une abaisse de pâte.

FONDS DE CUISSON
Jus ou extrait de viande, de volaille ou de légumes assaisonné ou aromatisé.

FONTAINE Tas de farine au centre duquel on creuse un trou. Disposition de la farine en couronne. Le centre est rempli des autres éléments entrant dans la confection de la pâte à réaliser.

JULIENNE Légumes, viandes ou truffes coupés en bâtonnets minces et réguliers

MACÉDOINE Mélange de légumes ou de fruits

MACÉRER Mettre des fruits à tremper dans un liquide afin qu'ils en soient imbibés ; laisser tremper la viande, la laisser reposer pendant quelque temps.

MANIER a) Action de pétrir une pâte avec la main pour la rendre lisse et bien liée.
b) Travailler ensemble une quantité plus ou moins grande de farine et de beurre de manière à obtenir un mélange homogène ; la farine ayant absorbé l'eau et le petit lait.

MARINER Mettre dans une marinade

MASQUER	Recouvrir un entremets ou un plat d'une légère couche de crème ou de sauce.
MIJOTER	Laisser cuire à feu doux
NAPPER	Recouvrir d'une sauce onctueuse ou d'une gelée
NAPPER UN GÂTEAU	Le recouvrir d'une préparation semi-liquide : Glace royale, glace à l'eau, crème fondante, confiture délayée dans un alcool, etc…
RÉDUIRE	Laisser bouillir à feu doux jusqu'à diminution sensible du liquide
RISSOLER	Faire dorer une viande ou des légumes
SAUTER	Faire dorer rapidement légumes ou volaille dans du beurre bien chaud.
SOFRITO	Action d'arrondir un légume en l'épluchant
TRAVAILLER	Battre ou remuer un appareil quelconque à la main avec un fouet ou une spatule
ZESTE	Partie extérieure de l'écorce du citron ou de l'orange
ZESTER	Retirer le zeste à l'aide d'un zesteur ou d'un couteau. Ne pas enlever la partie de l'écorce qui est amère.

Notes

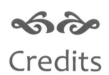

Credits

Photo de couverture par : *Mariana Medvedeva;*
Photo d'illustration par page
8: Zane Persaud; 10,11: Jessy Smith; 12: Stefan Vladimirov; 15: Christina Rumpf; 16: Unsplash; 21: HannahBusing; 22: Brooke Lark; 28: Diliara Garifullina; 30: unsplash; page 35: Morgane Peraud; 42: Aneta Voborilova; 44: Anna Pelzer; 46 : Brooke Lark, Louis Hansel, Tangerine Newt; 51: Tangerine Newt; 64: unsplash; 66: Farhad Ibrahimzade, Mike Kenneally; 70: Marisol Benitez; 74: Edouard Gilles; 88: Nadine Primeau; 90: Kirill Tonkikh, Ralph Ravi Kayden; 91:Shreyak Singh; 100: Tamara Gak; 102: Anton, Lefteris Kallergis; 105: Mae Mu; 111: Christine Isakhzanova; 115: Zhanna zkachatryan; 116: Alex Irs; 118: Andrijana Bozic, Henry Be; 132: Yoori Koo; 135: Heather Ford; 136: Jo Sonn; 138: Elena Leya, Jonathan Borba;140: Valentina Kobrina; 144: Elena Leya; 146: Zlatco Duric; 148: Jugoslocos, Nikita Tikomirov, Withney Wright; 155: Tangerine Newt; 159:Kobby Mendez; 160: Pablo Merchan Montes; 162: Daniel Oberg, Dovile Ramoskaite, Svitlana; 165: Jason Leung; 166: Jonhathan Borba; 168: Dennis Klein, Ric Matkowski; 171: Davey Gravy; 179: Nathan Dumlao.
Toutes les photos utilisées dans cette publication sont repertoriées sur le site : www.unsplash.com

Dessin d'illustration :

Pages 2, 9, 29, 43: Rosele Henriquez

©Bwat Imaj Edisyon, 2023

Bwat Imaj Edisyon
Haiti
Decembre 2023

Made in the USA
Columbia, SC
13 May 2024

35232337R00104